Acerca de NCCN Guidelines for Patients®

NCCN National Comprehensive Cancer Network®

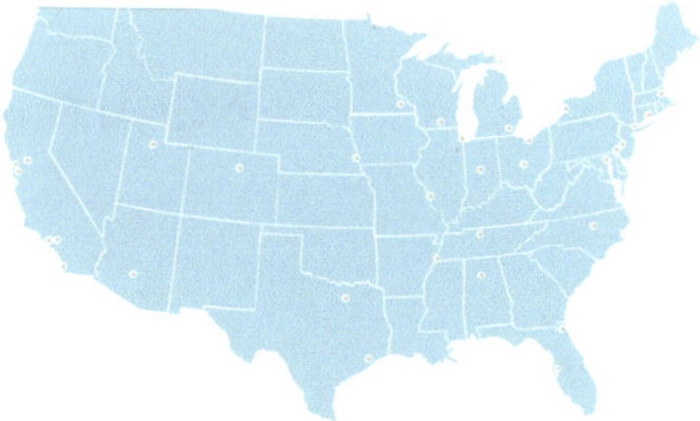

¿Sabía que los principales centros oncológicos de los Estados Unidos colaboran para mejorar la atención oncológica? Esta alianza de los principales centros oncológicos se denomina National Comprehensive Cancer Network® (NCCN®).

La atención oncológica está en cambio constante. NCCN elabora recomendaciones para la atención oncológica basadas en pruebas que utilizan los profesionales de atención médica de todo el mundo. Estas recomendaciones que se actualizan con frecuencia se denominan NCCN Clinical Practice Guidelines in Oncology (NCCN Guidelines®). NCCN Guidelines for Patients explican de manera sencilla estas recomendaciones de los expertos para las personas con cáncer y sus cuidadores.

Estas NCCN Guidelines for Patients se basan en NCCN Clinical Practice Guidelines in Oncology (NCCN Guidelines®) para el carcinoma de tiroides, versión 3.2024, del 18 de junio de 2024.

Ver NCCN Guidelines for Patients gratis en internet
NCCN.org/patientguidelines

Buscar un centro oncológico de NCCN cerca de usted
NCCN.org/cancercenters

Comuníquese con nosotros

Quiénes nos apoyan

NCCN Guidelines for Patients cuenta con el apoyo financiero de NCCN Foundation®

NCCN Foundation agradece profundamente a las siguientes empresas colaboradoras por hacer posible esta NCCN Guidelines for Patients: Eisai Inc. y Exelixis, Inc.

NCCN adapta, actualiza y aloja de forma independiente la guía de NCCN Guidelines for Patients. Nuestras empresas colaboradoras no participan en la elaboración de esta NCCN Guidelines for Patients y no se responsabilizan del contenido ni las recomendaciones que se incluyen en la presente guía.

Para hacer una donación u obtener más información, visite la página web o envíe un correo electrónico:

NCCNFoundation.org/donate

PatientGuidelines@NCCN.org

Contenido

NCCN Foundation tiene como objetivo apoyar a los millones de pacientes y familias afectados por un diagnóstico de cáncer mediante la financiación y distribución de NCCN Guidelines for Patients. NCCN Foundation también se compromete a avanzar en los tratamientos contra el cáncer subsidiando a los médicos prometedores del país en el centro de innovación en cuanto a investigación del cáncer. Para obtener más detalles y acceder a la biblioteca completa de recursos para pacientes y cuidadores, visite NCCN.org/patients.

National Comprehensive Cancer Network (NCCN) y NCCN Foundation
3025 Chemical Road, Suite 100, Plymouth Meeting, PA 19462, EE. UU.

1
Acerca del cáncer de tiroides

Hay distintos tipos de cáncer de tiroides. La mayoría son curables con el tratamiento adecuado. Cuando es posible, se recomienda la cirugía para la mayoría de los cánceres de tiroides.

La tiroides

La tiroides es una glándula con forma de mariposa que se ubica en la parte delantera del cuello. Tiene 2 lóbulos, uno derecho y otro izquierdo. Un delgado trozo de tejido llamado istmo conecta los lóbulos.

La tiroides produce hormonas. Estas sustancias son esenciales para el buen funcionamiento del organismo. Circulan por la sangre y ayudan a regular la temperatura corporal, la presión arterial, la frecuencia cardíaca, el peso y el metabolismo (la rapidez con la que los alimentos se convierten en combustible para el cuerpo).

Las dos hormonas principales que produce la tiroides son la tiroxina (T4) y la triyodotironina (T3). Juntas, suelen denominarse simplemente "hormona tiroidea". La tiroides utiliza un mineral de la dieta llamado yodo para producir estas hormonas. Algunos alimentos y la sal yodada contienen yodo.

En la parte posterior de la glándula tiroides hay cuatro glándulas del tamaño de un guisante. Estas glándulas paratiroides controlan la cantidad de calcio en el torrente sanguíneo.

Glándula tiroides

La tiroides es una glándula con forma de mariposa que se ubica en la parte delantera inferior del cuello. Produce hormonas que controlan la presión sanguínea, el metabolismo y otras funciones corporales.

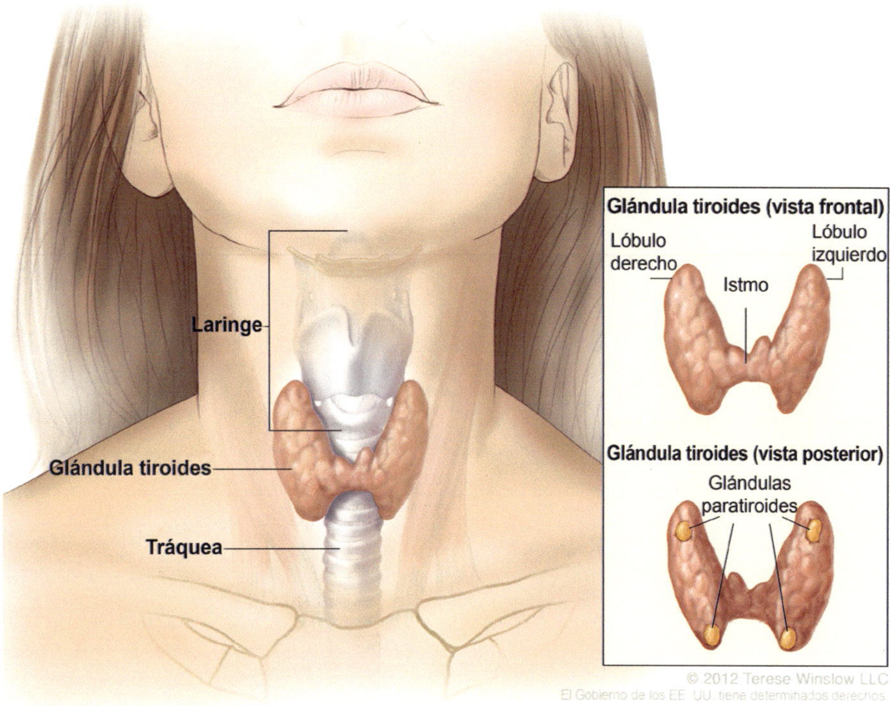

Nódulos tiroideos

Los nódulos tiroideos son pequeñas áreas, a menudo redondas, de crecimiento anormal dentro de la glándula tiroides. La mayoría no son cancerosos. Los nódulos muy pequeños no suelen verse ni palparse. Es posible que su médico pueda ver o palpar un nódulo grande al examinarle la parte inferior del cuello.

La mayoría de los nódulos tiroideos no causan síntomas. Suelen detectarse mediante pruebas de imagen realizadas por otro motivo. Entre los síntomas de un nódulo más grande se incluyen:

- Bulto visible en el cuello
- Dolor en el cuello
- Cambios en la voz
- Dificultad para respirar
- Problemas para tragar

¿Quiénes están en riesgo?

Las personas de sexo biológico femenino tienen 3 veces más probabilidades de ser diagnosticadas con cáncer de tiroides que las de sexo biológico masculino.

En comparación con otros tipos de cáncer, el de tiroides suele diagnosticarse en una etapa más temprana de la edad adulta. Es el cáncer más frecuente en adultos de 18 a 33 años. Para obtener más información sobre este tipo de cáncer, consulte *NCCN Guidelines for Patients: Cáncer en adolescentes y adultos jóvenes* en NCCN.org/patientguidelines y en la aplicación NCCN Patient Guides for Cancer.

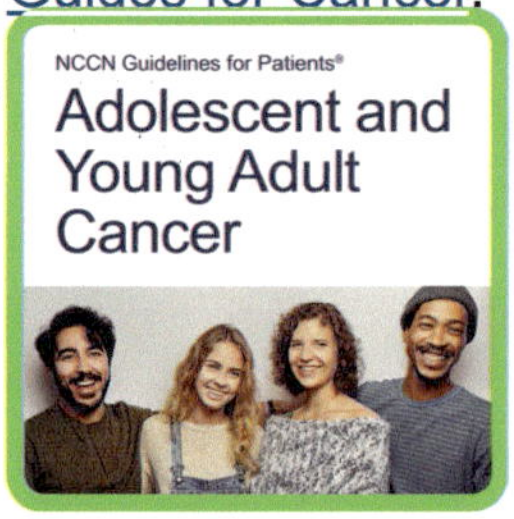

Todo lo que aumente las probabilidades de desarrollar una enfermedad se considera factor de riesgo. A continuación se describen los factores de riesgo más conocidos del cáncer de tiroides. La mayoría de las personas con cáncer de tiroides no tienen factores de riesgo conocidos.

Exposición a la radiación

Cualquier persona que haya recibido radioterapia en la cabeza o el cuello en el pasado (para tratar un cáncer infantil, por ejemplo) tiene un riesgo elevado de padecer cáncer de tiroides.

El contacto con grandes cantidades de radiación en el ambiente como consecuencia de un suceso catastrófico también aumenta el riesgo de desarrollar cáncer de tiroides.

Antecedentes familiares

La mayoría de los cánceres de tiroides son esporádicos, lo que significa que no existe una causa o factor de riesgo evidente. Solo un pequeño número son hereditarios o el resultado de mutaciones (cambios) genéticas heredadas.

Los antecedentes personales o familiares de cáncer de tiroides o un síndrome relacionado pueden aumentar el riesgo de padecerlo. Los síndromes relacionados con el cáncer de tiroides incluyen la poliposis adenomatosa familiar (PAF), el complejo de Carney, el síndrome de Cowden y la neoplasia endocrina múltiple (NEM).

El síndrome de Cowden también se conoce como síndrome de hamartoma tumoral *PTEN* (PHTS). Este síndrome hereditario puede causar cáncer folicular de tiroides y otros cánceres y problemas de salud. Informe a su profesional de atención médica si tiene antecedentes personales o familiares de cáncer de mama, endometrio o colorrectal.

Puntos clave

- La tiroides es una glándula con forma de mariposa que se ubica en el cuello. Produce hormonas que ayudan a regular el metabolismo y otras funciones corporales.
- Los cánceres de tiroides empiezan como pequeñas áreas de crecimiento anormal, a menudo redondas, denominadas nódulos. La mayoría no causan síntomas y son benignos.
- El cáncer de tiroides es el más frecuente en adultos de 18 a 33 años. Los factores de riesgo más conocidos son la exposición a la radiación y los antecedentes familiares de cáncer de tiroides.

2
Pruebas

Si se detecta o sospecha la presencia de un nódulo tiroideo, es necesario realizar un análisis de sangre de tirotropina (TSH) y una ecografía de la tiroides y el cuello. El médico utiliza los resultados para decidir si es necesario realizar una biopsia.

Análisis de TSH

La tirotropina (TSH) es una hormona producida por la glándula pituitaria, que se encuentra cerca de la base del cerebro. La TSH controla las hormonas producidas por la tiroides.

Un análisis de sangre de TSH no es suficiente para diagnosticar el cáncer de tiroides. Se comprueba el nivel para saber si el nódulo está produciendo hormona tiroidea. Los nódulos que producen hormona tiroidea rara vez son cancerosos.

Un nivel alto de TSH suele significar que los niveles de hormona tiroidea son bajos.

Un nivel bajo de TSH suele significar que los niveles de hormona tiroidea son altos. Esto se denomina hipertiroidismo o tiroides hiperactiva. Es posible que su profesional de atención médica solicite una prueba de captación de yodo radiactivo (RAI).

Ecografía

La ecografía es la técnica de diagnóstico por imagen más utilizada para detectar el cáncer de tiroides. Mediante ondas sonoras se forman

Ecografía

La ecografía de tiroides y cuello es una de las primeras pruebas que se solicitan si se conoce o sospecha la existencia de un nódulo tiroideo.

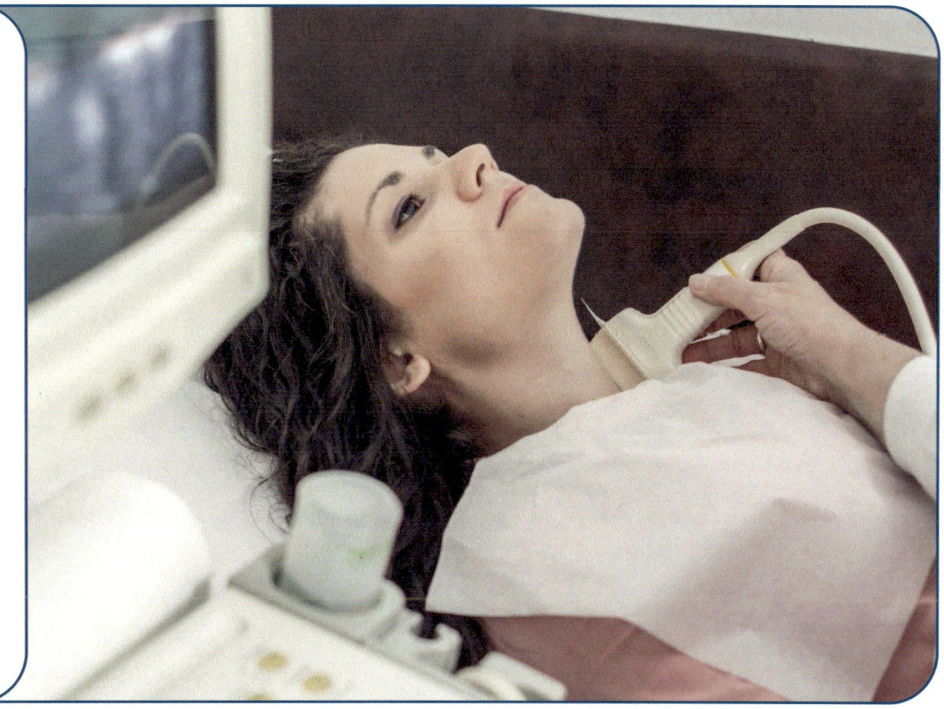

imágenes que muestran el tamaño, la forma y la ubicación de un nódulo tiroideo.

La ecografía de tiroides y cuello es rápida e indolora. Suele realizarse en posición horizontal. Se utiliza un dispositivo manual denominado sonda de ultrasonidos. Después de aplicar un gel sobre la piel, la sonda se mueve de un lado a otro sobre la zona de la tiroides.

Si en la ecografía se detectan ganglios linfáticos sospechosos en el cuello, se recomienda realizar una TC o una RM. Una sustancia que se denomina medio de contraste se usa para que las imágenes sean más claras.

Biopsia

En una biopsia se extraen muestras de líquido o tejido corporal para analizarlas. Su médico tendrá en cuenta el tamaño del nódulo y otras características observadas en la ecografía para determinar si es necesario realizar una biopsia. Algunos nódulos no necesitan biopsia y se controlan con ecografía.

Si es necesaria una biopsia, se recomienda la aspiración con aguja fina (también llamada biopsia por punción o AAF). Con este método se toman pequeñas muestras de nódulos tiroideos sospechosos con una aguja fina. Suele realizarse una ecografía al mismo tiempo para ayudar a localizar las zonas sospechosas.

Revisión patológica

Las muestras de la biopsia se envían a un anatomopatólogo. Los anatomopatólogos son expertos en el análisis de células y tejido para detectar enfermedades. Al examinar la muestra al microscopio, el anatomopatólogo puede determinar si el nódulo es canceroso y, en caso afirmativo, el tipo de cáncer.

En determinados tipos de lesiones, como los tumores foliculares y oncocíticos, la biopsia con aguja fina puede permitir identificar la naturaleza de las células, pero no determinar si el nódulo es canceroso. En el caso de estas lesiones, a menudo es necesaria la cirugía para establecer un diagnóstico definitivo. En la actualidad se dispone de pruebas moleculares que pueden ayudar a determinar si el nódulo es canceroso y si es necesaria la cirugía.

El carcinoma papilar es el tipo más frecuente de cáncer de tiroides, seguido del carcinoma folicular y, por último, del oncocítico.

Los carcinomas papilar, folicular y oncocítico se conocen como cánceres diferenciados de tiroides. Los cánceres diferenciados suelen crecer y extenderse lentamente. El tratamiento de estos tipos se aborda en el capítulo 4.

El cáncer medular de tiroides es el tercer tipo más frecuente de cáncer de tiroides. Este tipo puede ser hereditario, lo que significa que puede darse en familias. El cáncer medular de tiroides es el tema central del capítulo 5.

El cáncer anaplásico de tiroides es el tipo más agresivo de cáncer de tiroides. Es poco frecuente y suele afectar a adultos mayores. Este tipo es el tema central del capítulo 6.

El tipo y otras características de las lesiones obtenidas por biopsia se registran en un informe anatomopatológico. Solicite una copia del informe para sus archivos. Su equipo de atención médica lo utiliza para planificar los siguientes pasos de la atención.

Puntos clave

- Aunque la mayoría de los nódulos no son cancerosos, se recomienda realizar un análisis de tirotropina (TSH) y una ecografía si se conoce o se sospecha la existencia de un nódulo tiroideo.
- El profesional de atención médica utiliza los resultados para decidir si es necesario realizar una biopsia con aguja.
- Las muestras de la biopsia se envían a un anatomopatólogo. El anatomopatólogo determina si el nódulo es canceroso y, en caso afirmativo, el tipo de cáncer.

3

Tratamientos

La cirugía es el tratamiento más frecuente para la mayoría de los cánceres de tiroides. Sin embargo, en algunos tipos de cáncer de muy bajo riesgo se puede optar por un seguimiento activo. Esto consiste en controlar atentamente el cáncer en lugar de realizar una cirugía de inmediato.

Cirugía

La cirugía es el tratamiento más efectivo para el cáncer de tiroides. La cirugía puede consistir en extirpar toda la glándula tiroides o solo la mitad con cáncer.

Lobectomía

En una lobectomía se extirpa el lóbulo de la tiroides que contiene el nódulo canceroso. También se extirpa el tejido que conecta los dos lóbulos (el istmo). Bajo anestesia general, se realiza una pequeña incisión en la parte anterior del cuello para extirpar el lóbulo canceroso.

La lobectomía puede ser una opción para algunos cánceres de tiroides diferenciados de tamaño pequeño y bajo riesgo.

Tiroidectomía total

En una tiroidectomía total se extirpa toda la glándula tiroides. También se extirpan los ganglios linfáticos cercanos a la tiroides si se sabe o se sospecha que tienen cáncer. Esto se llama disección del cuello.

Bajo anestesia general, se realiza una pequeña incisión en la parte anterior del cuello para extirpar la glándula.

Después de la cirugía, la mayor parte de las personas necesitan pasar la noche en el hospital. Después del alta, es importante respetar las indicaciones para los cuidados en casa. Comuníquese con su equipo de atención médica sobre cualquier efecto secundario nuevo o que empeore.

Los efectos secundarios a largo plazo de la extirpación de la tiroides pueden incluir lo siguiente:

- Niveles bajos de calcio en la sangre (hipoparatiroidismo).
- Daños en los nervios que controlan la voz y la deglución.

Tratamiento de reemplazo de hormona tiroidea

Después de una tiroidectomía total, se utilizan medicamentos para sustituir las hormonas que ya no suministra la tiroides. Esto se llama tratamiento de reemplazo de hormona tiroidea. El tratamiento es necesario de por vida después de una tiroidectomía total. Después de una lobectomía, aproximadamente 1 de cada 3 personas necesita terapia hormonal tiroidea.

La levotiroxina (p. ej., Levoxyl; Synthroid) es el tratamiento de reemplazo de hormona tiroidea más utilizado. En la mayoría de las personas, el objetivo es mantener el nivel de tirotropina (TSH) en el rango normal bajo.

Para los cánceres de tiroides de alto riesgo, o si hay signos de recurrencia, el nivel de TSH se mantiene por debajo del rango normal (suprimido). Esto ayuda a evitar que las células del cáncer de tiroides crezcan o regresen. La supresión es una parte importante del tratamiento de la mayoría de los cánceres de tiroides diferenciados.

Se toma como una pastilla de levotiroxina una vez al día. Debe tomarse en ayunas, al menos 30 minutos antes de la comida. De lo contrario, no se absorberá adecuadamente en la sangre.

Determinar la dosis correcta puede llevar un poco de prueba y error. Si la dosis no es óptima, los efectos secundarios más comunes incluyen lo siguiente:

- Ansiedad
- Problemas para dormir
- Latidos acelerados (con o sin ritmo cardíaco anormal)
- Sudoración

Los análisis de sangre se utilizan para comprobar el nivel de TSH de forma regular durante el tratamiento de reemplazo hormonal tiroideo. Su médico puede encontrar la dosis adecuada de hormona tiroidea para usted mediante el control del nivel de TSH y ajustar la dosis según sea necesario.

Un exceso de levotiroxina puede causar problemas de salud, como los siguientes:

- Debilitamiento de los huesos
- Problemas del ritmo cardíaco
- Exceso de hormona tiroidea (tirotoxicosis)

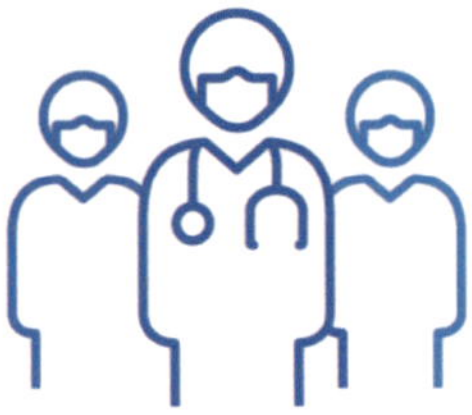

Equipo de atención médica

El tratamiento del cáncer de tiroides requiere un equipo de expertos. Su equipo de atención médica puede incluir un endocrinólogo, un radiólogo, un especialista en medicina nuclear, un cirujano, un radiooncólogo y un médico oncólogo.
Usted y su equipo decidirán el plan de tratamiento que sea mejor para usted. Este plan de acción por escrito abarca todas las fases del proceso de tratamiento.

Calcio y vitamina D

Es posible que su profesional de atención médica le recomiende tomar suplementos de calcio y vitamina D para ayudar a fortalecer los huesos.

Yodo radioactivo

En la terapia con yodo radiactivo (RAI) se utiliza una forma de yodo radiactivo (yodo 131) para destruir de forma selectiva las células cancerosas de la tiroides que captan ("comen") yodo.

El objetivo es destruir solo las células tiroideas del cuello (tanto las cancerosas como las normales que puedan quedar) y de otras partes del cuerpo, sin afectar a las células y tejidos sanos. La terapia con RAI puede utilizarse en los siguientes casos:

- Para reducir las probabilidades de que regrese un cáncer de alto riesgo después del tratamiento.
- Para tratar un cáncer de tiroides que se ha extendido por el organismo.
- Inmediatamente después de la tiroidectomía para algunos cánceres de bajo riesgo, con dosis más bajas de yodo 131 (también conocida como ablación de remanentes).

La terapia RAI se utiliza después de la tiroidectomía total para los cánceres de tiroides diferenciados que captan yodo. En general, solo se recomienda para los cánceres con mayor riesgo de recurrencia. La RAI no es eficaz contra el cáncer de tiroides medular o anaplásico.

¿Cómo se administra?

La terapia con RAI se presenta en forma líquida o de pastillas y se toma por vía oral. Es posible que le indiquen que siga una dieta baja en yodo durante una o dos semanas antes de iniciar el tratamiento.

Se necesita tener un nivel alto de TSH para la terapia con RAI. Es posible que se interrumpa el reemplazo de la hormona tiroidea durante unas semanas antes del tratamiento.

Si esto no es recomendable para usted, pueden utilizarse inyecciones hormonales de tirotropina alfa (Thyrogen) para aumentar el nivel de TSH. Thyrogen activa la captación de yodo para que se pueda continuar con el tratamiento de reemplazo hormonal y la obtención de imágenes.

Entre los posibles efectos secundarios de la terapia con RAI se incluyen:

- Dolor en el cuello o inflamación de los ganglios cercanos a la mandíbula
- Náuseas y vómitos
- Sequedad en la boca y los ojos
- Ojos llorosos
- Cambios en el sentido del olfato y el gusto

La dosis de la terapia con RAI suele ajustarse para los niños con cáncer de tiroides y las personas en diálisis por enfermedad renal. Si el cáncer puede extirparse mediante cirugía, esto se tendrá en cuenta antes de iniciar la terapia con RAI.

Medidas de seguridad

La radiación saldrá de su cuerpo a través de la orina y otros fluidos corporales. Esto significa que su cuerpo emitirá pequeñas cantidades de radiación después del tratamiento. Durante un breve período, deberá tomar medidas de seguridad cuando esté cerca de otras personas, especialmente niños y mujeres embarazadas.

Exploración por RAI de todo el cuerpo

Después de la terapia con RAI, se realiza una gammagrafía con yodo radiactivo de todo el cuerpo para buscar tejido tiroideo remanente y áreas "ocultas" de cáncer de tiroides en el cuerpo.

En algunos centros de tratamiento, también se realiza una gammagrafía de todo el cuerpo antes de la terapia con RAI. Esta exploración puede realizarse utilizando pequeñas dosis de yodo 131 o una forma similar de yodo radiactivo denominada yodo 123.

Radioterapia

En la radioterapia se utilizan rayos X o partículas de alta energía para destruir pequeñas zonas cancerosas. Para tratar el cáncer de tiroides, la radiación se administra con una gran máquina colocada fuera del cuerpo. Esto se denomina radioterapia de haz externo (RTHE).

La radioterapia se utiliza con poca frecuencia para los cánceres papilar y folicular. En cambio, el cáncer anaplásico de tiroides se trata casi siempre con radioterapia.

La radioterapia puede utilizarse para el cáncer de tiroides que no puede extirparse con cirugía y no responde a la terapia con RAI.

La radioterapia también puede aliviar los síntomas causados por la extensión del cáncer, como la dificultad o el dolor al tragar, la pérdida de la voz o el dolor o la rigidez en el cuello. También puede ser útil si el cáncer se ha extendido a otros órganos, como los huesos o el cerebro, para impedir que el cáncer crezca en esa zona específica.

Primero se someterá a una sesión de planificación llamada simulación. Le colocarán en la posición de tratamiento y le realizarán una exploración por TC o de otro tipo. Las imágenes se utilizarán para elaborar un plan de radioterapia adaptado a su cuerpo y a su cáncer.

Durante el tratamiento de radiación, estará en posición horizontal sobre una camilla en la misma posición en la que estuvo durante la simulación. Un técnico manejará la máquina desde una sala

Radioterapia

La radioterapia utiliza radiación de alta energía de rayos X, rayos gamma, protones y otras fuentes para destruir las células cancerosas y reducir los tumores. También se utiliza para tratar el dolor causado por el cáncer.

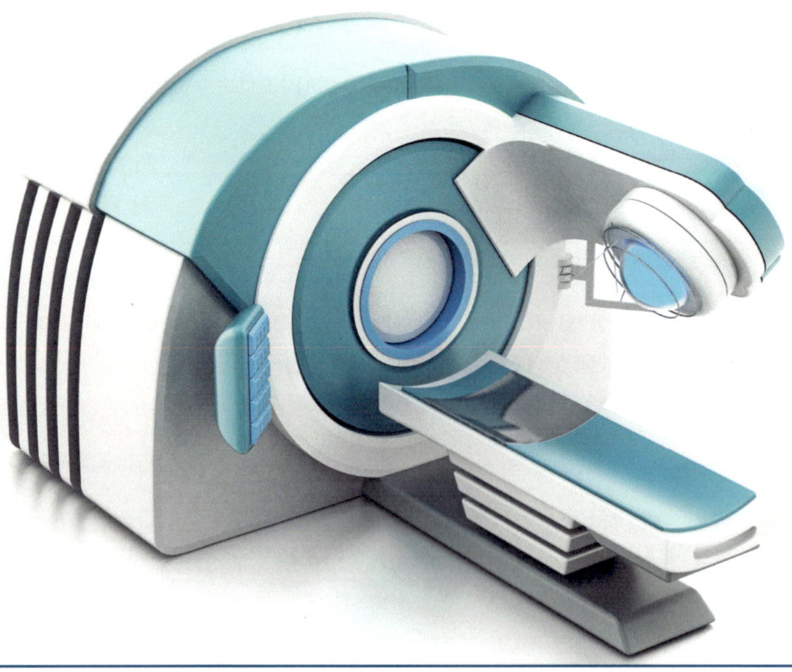

contigua, pero podrá verle, oírle y hablar con usted en todo momento. No sentirá nada mientras se administra la radiación. La sesión del tratamiento puede durar entre 30 y 60 minutos. Es habitual someterse a 5 sesiones por semana.

Los efectos secundarios comunes de la radiación en la zona del cuello incluyen:

- Erupciones o enrojecimiento de la piel
- Problemas para tragar
- Sequedad en la boca
- Saliva espesa
- Cambios en el sentido del gusto
- Cansancio

Aunque la mayoría de los efectos secundarios de la radioterapia comienzan durante el tratamiento y cesan poco después de que este finalice, algunos pueden aparecer años más tarde. Si su médico le recomienda la radiación externa, le explicará qué puede esperar del tratamiento, incluidos los posibles efectos secundarios a corto y largo plazo.

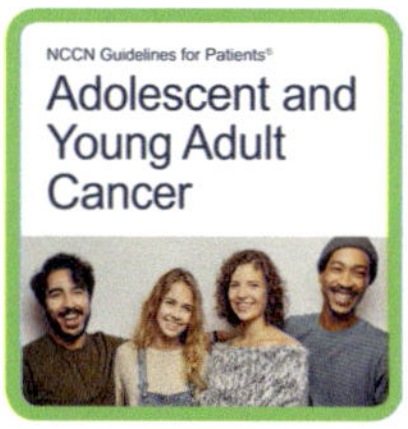

Fertilidad y planificación familiar

Si desea tener hijos después del tratamiento o tiene dudas al respecto, hable con su equipo de atención médica. Su médico le explicará los riesgos del plan de tratamiento relacionados con la fertilidad. Es posible que se le remita para que reciba asesoramiento sobre sus opciones de preservación de la fertilidad.

Para obtener más información sobre fertilidad y planificación familiar, consulte *NCCN Guidelines for Patients: Cáncer en adolescentes y adultos jóvenes* en NCCN.org/patientguidelines y en la aplicación NCCN Patient Guides for Cancer.

Tratamiento sistémico

El tratamiento sistémico es el tratamiento con sustancias que circulan por el torrente sanguíneo, que alcanzan y afectan a las células de todo el organismo.

La quimioterapia, el tratamiento dirigido y la inmunoterapia son tipos de tratamiento sistémico.

Tratamiento dirigido

El tratamiento dirigido permite seleccionar y atacar tipos específicos de células cancerosas. Por lo general, solo se utilizan para los cánceres de tiroides en los siguientes casos:

- No pueden tratarse con cirugía o terapia con RAI.
- Han regresado después del tratamiento.
- Se han extendido a zonas alejadas del cuello (metástasis) y siguen creciendo.

Los tratamientos dirigidos que se utilizan actualmente para el cáncer de tiroides se denominan inhibidores de la cinasa. La mayoría se administran en cápsulas que se ingieren.

Quimioterapia

La quimioterapia no funciona bien contra la mayoría de los cánceres de tiroides. Puede utilizarse para el cáncer que no responde a otros tratamientos o que se ha extendido a zonas distantes del cuerpo. Se utiliza con mayor frecuencia en combinación con radioterapia para el cáncer anaplásico de tiroides, el tipo menos frecuente y más agresivo.

La mayoría de los medicamentos de quimioterapia se administran directamente en el torrente sanguíneo a través de una vena.

Efectos secundarios del tratamiento sistémico

Los siguientes son los efectos secundarios del tratamiento sistémico:

- Cansancio (fatiga)
- Náuseas y vómitos
- Diarrea
- Constipación
- Caída del cabello
- Llagas en la boca
- Inapetencia
- Baja cantidad de glóbulos sanguíneos (glóbulos blancos, glóbulos rojos y plaquetas)

Los efectos secundarios que se observan con más frecuencia con el tratamiento dirigido incluyen dolores corporales, erupciones cutáneas, presión arterial alta y hemorragias anormales.

Algunos tratamientos dirigidos tienen efectos secundarios graves que pueden afectar al corazón, la piel y el sistema digestivo. Si se prevé un tratamiento sistémico, pida a su equipo de atención médica una lista completa de los posibles efectos secundarios.

La mayoría de los efectos secundarios solo se producen durante el tratamiento del cáncer. Por ejemplo, los efectos secundarios a largo plazo de la quimioterapia pueden incluir otros tipos de cáncer, enfermedades cardíacas y la imposibilidad de tener hijos.

Ensayos clínicos

Un ensayo clínico es un tipo de estudio de investigación médica. Después de desarrollar y analizar en un laboratorio nuevas formas posibles de combatir el cáncer, es necesario estudiarlas en las personas. Si en un ensayo clínico se determina que un fármaco, un dispositivo o un método de tratamiento es seguro y eficaz, es posible que lo apruebe la FDA de Estados Unidos.

Todas las personas con cáncer deben considerar atentamente todas las opciones de tratamiento que existen para tratar su tipo de cáncer, incluidos los tratamientos estándares y los ensayos clínicos. Converse con su médico para evaluar si tiene sentido participar en un ensayo clínico.

Fases

La mayoría de los ensayos clínicos del cáncer se centran en el tratamiento. Los ensayos de un tratamiento se realizan en fases.

- Los ensayos de **fase 1** estudian la seguridad y los efectos secundarios de un medicamento en investigación o un método de tratamiento.
- Los ensayos de **fase 2** evalúan el grado en que un medicamento o método actúa contra un tipo de cáncer específico.
- Los ensayos de **fase 3** prueban el medicamento o el método en comparación con el tratamiento estándar. Si los resultados son buenos, puede ser aprobado por la FDA.
- Los ensayos de **fase 4** estudian la seguridad y el beneficio a largo plazo de un tratamiento aprobado por la FDA.

¿Quién puede inscribirse?

Cada ensayo clínico tiene reglas para participar, llamadas criterios de elegibilidad. Las reglas pueden referirse a la edad, el tipo y la etapa del cáncer, los antecedentes de tratamiento o la salud general. Estos requisitos garantizan que los participantes se asemejen en formas específicas y que el ensayo sea lo más seguro posible para los participantes.

Consentimiento informado

Los ensayos clínicos están a cargo de un grupo de expertos llamado equipo de investigación. El equipo de investigación revisará el estudio con usted en detalle, incluidos el propósito, y los riesgos y beneficios de participar. Toda esta información también se proporciona en un formulario de consentimiento informado. Lea el formulario detenidamente y haga preguntas antes de firmarlo. Tómese el tiempo que necesite para conversar con familiares, amigos u otras personas de su confianza. Tenga en cuenta que puede dejar el ensayo clínico y recibir un tratamiento fuera del ensayo clínico en cualquier momento.

Inicie la conversación

No espere a que su médico saque el tema de los ensayos clínicos. Inicie la conversación y conozca todas las opciones de tratamiento. Si encuentra un estudio para el que cree poder reunir los requisitos necesarios para participar, pregúntele a su equipo de atención si cumple con dichos requisitos. Trate de no desanimarse si no puede participar. Siempre surgen ensayos clínicos nuevos.

Preguntas frecuentes

Hay muchos mitos y conceptos erróneos en torno a los ensayos clínicos. Muchos de quienes padecen cáncer no entienden muy bien los posibles beneficios y riesgos.

¿Recibiré un placebo?

Los placebos (versiones inactivas de medicamentos reales) casi nunca se usan solos en los ensayos clínicos sobre el cáncer. Es común recibir el placebo con el tratamiento habitual o el medicamento nuevo con el tratamiento estándar. Antes de inscribirse, se le informará, verbalmente y por escrito, si el ensayo clínico tiene previsto el uso de un placebo.

¿Los ensayos clínicos son gratuitos?

No tiene que pagar nada para inscribirse en un ensayo clínico. El patrocinador del estudio paga los costos relacionados con la investigación, incluido el medicamento del estudio. Sin embargo, es posible que tenga costos relacionados indirectamente con el ensayo, como los gastos de transporte o los servicios de cuidado infantil debido a consultas adicionales. Durante el ensayo, continuará recibiendo la atención habitual contra el cáncer. Este tipo de atención se factura al seguro y, a menudo, está cubierta por este. Usted es responsable de los copagos y de los costos de este tipo de atención que no estén cubiertos por el seguro.

Buscar un ensayo clínico

En los Estados Unidos

Centros oncológicos de NCCN
NCCN.org/cancercenters

El Instituto Nacional del Cáncer
(National Cancer Institute, NCI)
cancer.gov/about-cancer/treatment/clinical-trials/search

En el mundo

La Biblioteca Nacional de Medicina de los Estados Unidos
(National Library of Medicine, NLM)
clinicaltrials.gov

¿Necesita ayuda para buscar un ensayo clínico?

Servicio de Información de Cáncer
(Cancer Information Service, CIS) del NCI
1.800.4.CANCER (1.800.422.6237)
cancer.gov/contact

Puntos clave

- Su equipo de atención médica puede incluir un endocrinólogo, un radiólogo, un médico nuclear, un cirujano, un radiooncólogo y un médico oncólogo.
- La cirugía es el tratamiento principal para el cáncer de tiroides. En los tipos de cáncer de muy bajo riesgo se puede optar por un seguimiento activo. Después de la tiroidectomía total se puede utilizar la terapia con RAI para eliminar cualquier célula remanente del cáncer.
- El tratamiento de reemplazo de la hormona tiroidea con levotiroxina es necesario de por vida después de una tiroidectomía total. Aproximadamente 1 de cada 3 personas necesita reemplazo hormonal después de una lobectomía.
- La radioterapia de haz externo (RTHE) se utiliza para los cánceres más agresivos (anaplásicos), recurrentes o metastásicos que no pueden extirparse quirúrgicamente.
- El tratamiento dirigido puede ser una opción para los cánceres de tiroides que no responden a otros tratamientos o que han hecho metástasis y siguen creciendo.
- Los ensayos clínicos permiten acceder a tratamientos en investigación que, con el tiempo, podrían ser aprobados por la FDA de Estados Unidos.

4

Carcinoma papilar, folicular y oncocítico

Los carcinomas papilar, folicular y oncocítico se conocen como cánceres diferenciados de tiroides. Estos cánceres suelen crecer lentamente y tienen buenos resultados con el tratamiento.

Los cánceres de tiroides diferenciados se tratan con cirugía para extirpar total o parcialmente la tiroides. Durante muchos años, la tiroidectomía total fue el tratamiento estándar para todos los cánceres de tiroides. Hoy en día, sigue siendo una opción de tratamiento para todas las personas con cáncer de tiroides.

Sin embargo, las nuevas investigaciones muestran que la lobectomía puede ser igual de eficaz para el tratamiento de cánceres de tamaño pequeño y bajo riesgo que no han crecido o no se han extendido más allá de la tiroides. Un beneficio potencial de la lobectomía es que el tratamiento de reemplazo de hormona tiroidea puede no ser necesaria. O bien, puede ser necesaria una dosis más baja.

Cáncer papilar de tiroides

El carcinoma papilar de tiroides (CPT) es el más frecuente de todos los cánceres de tiroides. El subtipo más común es el "tipo clásico". Otros subtipos que pueden crecer y extenderse más rápidamente son los siguientes:

- Variante folicular del cáncer papilar de tiroides
- Variante de célula alta/columnar
- Variante hobnail
- Variante esclerosante difusa

¿Siempre es necesaria la cirugía?

Algunos tumores papilares de tamaño pequeño (no más grandes que un guisante) pueden controlarse de forma segura sin cirugía. Este enfoque se conoce como seguimiento activo. El tamaño del cáncer se controla mediante ecografía.

Para que el seguimiento activo sea una opción, no puede haber ganglios linfáticos cercanos sospechosos de presentar cáncer y el tumor no puede estar en una zona de alto riesgo (como la parte posterior de la tiroides, en contacto con la tráquea).

¿Tiroidectomía o lobectomía?

Si es necesaria una cirugía, se puede realizar una tiroidectomía total o una lobectomía.

Algunos cánceres papilares deben tratarse siempre con tiroidectomía total. Se recomienda una tiroidectomía total para los cánceres papilares que han crecido o se han extendido más allá de la tiroides, ya sea en el cuello, en los ganglios linfáticos cercanos o en zonas distantes.

Los tumores mayores de 4 centímetros (cm) (aproximadamente el tamaño de una nuez) y los tipos de cáncer papilar de alto riesgo también deben tratarse con tiroidectomía total. Los ganglios linfáticos cercanos a la tiroides que se sabe que tienen cáncer también se extirpan durante la cirugía.

Existen otras razones por las que su médico puede recomendarle una tiroidectomía total. Se tendrán en cuenta factores como, por ejemplo, si la zona del cuello ha sido tratada alguna vez con radioterapia.

Si el cáncer es de tamaño pequeño y no invasivo, la lobectomía puede ser una opción de tratamiento además de la tiroidectomía. Se prefiere el tratamiento con lobectomía si se cumplen los siguientes criterios:

- Nunca se ha sometido a radioterapia.
- El cáncer no se ha extendido más allá de la tiroides.
- El tumor tiene un tamaño de 1 a 4 cm.

La extensión del cáncer no puede conocerse por completo hasta que el cirujano vea directamente la tiroides, el tumor y las zonas cercanas, y hasta que se obtengan los resultados del examen anatomopatológico de los tejidos extirpados. Si en el momento de la lobectomía se observa que el cáncer es de mayor tamaño o más invasivo de lo esperado, durante la cirugía se suele tomar la decisión de extirpar toda la tiroides.

Después de la tiroidectomía total

Si los resultados de la cirugía son muy buenos, a veces se utiliza la terapia con yodo radiactivo (RAI) para eliminar las células cancerosas que quedan en el cuerpo.

Si después de la cirugía queda una cantidad preocupante de cáncer, las opciones de tratamiento pueden incluir las siguientes:

- Otra cirugía
- Terapia con yodo radioactivo (RAI)
- Radioterapia
- Tratamiento sistémico
- Control

Después del tratamiento con una o más de las opciones mencionadas, se inicia un tratamiento de reemplazo de la hormona tiroidea con levotiroxina. Esto mantiene el nivel de tirotropina (TSH) bajo o normal.

Después de la lobectomía

Después de una lobectomía, se examina y analiza todo el material que se ha extirpado o del que se han tomado muestras (biopsia) durante la cirugía. Si al examinar el tumor, otros tejidos o los ganglios linfáticos un anatomopatólogo encuentra ciertas características preocupantes o de alto riesgo, se recomienda otra cirugía para extirpar el resto de la tiroides (tiroidectomía total).

Si los resultados de la cirugía y el examen anatomopatológico son muy buenos y no se encuentran características de alto riesgo, no suele ser necesaria otra cirugía. Es posible que su médico le recomiende un tratamiento de reemplazo de la hormona tiroidea con levotiroxina para mantener el nivel de TSH bajo o normal. Esta también se toma caso por caso.

Dado que la tiroides sigue produciendo hormonas después de una lobectomía, no siempre es necesario un tratamiento de reemplazo hormonal.

NIFTP

El examen anatomopatológico después de la cirugía puede revelar que el tumor es una neoplasia folicular tiroidea no invasiva con características nucleares similares al carcinoma papilar (NIFTP). Un NIFTP es un tumor tiroideo no invasivo de bajo riesgo.

Anteriormente se conocía como variante folicular encapsulada del cáncer papilar de tiroides. No es necesario ningún tratamiento posterior tras la extirpación quirúrgica de un NIFTP.

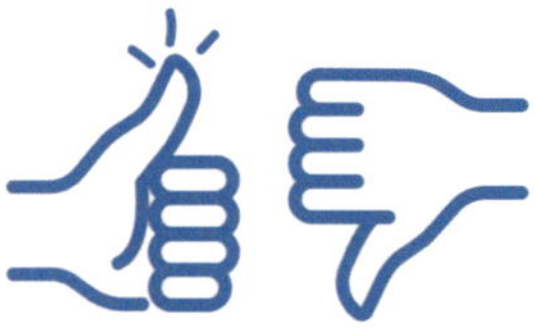

¡Cuéntenos qué opina!

Tómese un momento para completar una encuesta en línea sobre NCCN Guidelines for Patients.

NCCN.org/patients/response

Carcinoma folicular y oncocítico

El carcinoma folicular de tiroides (CFT) es el segundo tipo más frecuente de cáncer de tiroides.

El carcinoma oncocítico es poco frecuente. Anteriormente, este tipo se conocía como carcinoma de células de Hürthle (CCH). En comparación con los tumores papilares y foliculares, el carcinoma oncocítico tiene más probabilidades de extenderse a los ganglios linfáticos en el momento en que se detecta.

Tanto el cáncer de tiroides folicular como el oncocítico son conocidos por invadir los vasos sanguíneos de la tiroides y a su alrededor. Estos cánceres no se pueden diagnosticar solo con una biopsia con aguja. La aspiración con aguja fina (AAF) solo permite sospechar estos tipos.

Para que se pueda diagnosticar como cáncer folicular u oncocítico, el cáncer debe haber crecido en las venas o arterias dentro y alrededor de la tiroides, o en la capa externa del tumor. Esto se puede saber mediante un examen anatomopatológico de la tiroides extirpada o, en algunos casos, con pruebas genéticas de la muestra de la biopsia.

¿Tiroidectomía total o lobectomía?

La tiroidectomía total se recomienda en caso de sospecha de tumor folicular u oncocítico que haya crecido más allá de la tiroides. El médico cirujano también extirpará los ganglios linfáticos cercanos que se sepa que tienen cáncer. El médico también puede recomendar una tiroidectomía total si el tumor mide más de 4 cm.

Si el cáncer no se ha extendido más allá de la tiroides, la lobectomía puede ser una opción de tratamiento además de la tiroidectomía. La extensión del cáncer no puede conocerse por completo hasta que el cirujano vea directamente la tiroides, el tumor y las zonas cercanas, y hasta que se obtengan los resultados del examen anatomopatológico de los tejidos extirpados.

Si en el momento de la lobectomía se observa que el cáncer es más invasivo de lo esperado, durante la cirugía se suele tomar la decisión de extirpar toda la tiroides.

Después de la tiroidectomía total

Después de la cirugía, un anatomopatólogo examina todo el material que se ha extirpado o del que se han tomado muestras (biopsia). El examen anatomopatológico puede revelar que el tumor es benigno (no canceroso). En este caso, no es necesario ningún otro tratamiento contra el cáncer. Sin embargo, es necesario un tratamiento de reemplazo de la hormona tiroidea de por vida.

Si el examen anatomopatológico confirma un cáncer folicular u oncocítico de tiroides, el tratamiento posterior dependerá de los resultados de la cirugía. La terapia con RAI puede utilizarse para eliminar las células cancerosas que quedan en el cuerpo. Consulte la siguiente página para obtener más información.

Si después de la cirugía queda una cantidad preocupante de cáncer, existen distintas opciones. Las opciones de tratamiento pueden incluir las siguientes:

- Otra cirugía (opción preferida, si es posible)
- Terapia con yodo radioactivo (RAI)
- Radioterapia

- Tratamiento sistémico
- Control

Después del tratamiento con una o más de las opciones mencionadas, se inicia un tratamiento de reemplazo hormonal con levotiroxina. El tratamiento de reemplazo hormonal mantiene el nivel de TSH bajo o normal.

Después de la lobectomía

En función de la extensión del cáncer que se observe durante la cirugía y de los resultados del examen anatomopatológico, es posible que se le realice otra cirugía para extirpar el resto de la tiroides. Si el cáncer es invasivo, se recomienda extirpar el resto de la tiroides.

Para el cáncer menos invasivo o mínimamente invasivo, la cirugía para extirpar el resto de la tiroides es una opción. Una alternativa es adoptar un enfoque de observación y espera y controlar el cáncer. Si se planifica esta opción, puede recibir levotiroxina para mantener el nivel de TSH bajo o normal. Esta también se toma caso por caso. Dado que la tiroides sigue produciendo hormonas después de una lobectomía, no siempre es necesario un tratamiento de reemplazo hormonal.

Si el nódulo extirpado durante la lobectomía es benigno, se recomienda un seguimiento. En algunos casos, puede recibir levotiroxina para mantener normal el nivel de TSH.

Terapia con yodo radioactivo

Si todo el cáncer o la mayor parte se extirpó durante la tiroidectomía total, la terapia con RAI puede ser una opción para eliminar las células cancerosas tiroideas que quedan en el cuerpo.

Su profesional de atención médica tendrá en cuenta los siguientes factores para ayudar a decidir si la RAI puede ser útil:

- El tamaño del tumor.
- El subtipo de tumor.
- Si el cáncer ha invadido vasos linfáticos o sanguíneos.
- Si el cáncer se ha extendido a los ganglios linfáticos.
- El nivel de tiroglobulina (Tg) después de la cirugía.
- Edad en el momento del diagnóstico.

La terapia con RAI se suele recomendar si se cumple **alguno** de los siguientes casos:

- El cáncer se ha extendido significativamente más allá de la tiroides.
- El cáncer ha invadido vasos sanguíneos (se aplica a tumores foliculares y oncocíticos).
- El nivel de Tg es alto entre 6 y 12 semanas después de la cirugía.
- Los ganglios linfáticos con cáncer son grandes, o hay más de 5 ganglios con cáncer.
- El tumor es un carcinoma diferenciado de alto grado.

Control y tratamiento de seguimiento

Las pruebas de seguimiento y el control son ligeramente diferentes después de una lobectomía que después de una tiroidectomía total.

Después de la tiroidectomía total

El seguimiento a corto plazo tras una tiroidectomía total incluye un examen físico y análisis de sangre. También se recomienda realizar una ecografía del cuello entre 6 y 12 meses después de la cirugía. En la página siguiente encontrará más información sobre los análisis de sangre.

Si se sometió a una terapia con RAI después de una tiroidectomía total, es posible que se le realicen imágenes de todo el cuerpo con RAI para buscar cáncer después del tratamiento. Puede ser útil para pacientes de alto riesgo, aquellos con metástasis que captan yodo o aquellos con resultados anormales en los análisis de sangre o las ecografías.

Análisis de sangre

Los análisis de sangre sirven para medir los niveles de lo siguiente:

- Tirotropina (TSH)
- Tiroglobulina (Tg)
- Anticuerpos antitiroglobulina (TgAb)

La tiroglobulina (Tg) solo la produce el tejido tiroideo. Si se extirpa la tiroides, no debería haber Tg en la sangre. Por lo tanto, comprobar el nivel de Tg puede servir para controlar la reaparición del cáncer. Si el nivel de Tg aumenta, podría ser una señal de que es necesario realizar más pruebas para comprobar si hay recurrencia.

Un pequeño número de personas con cáncer de tiroides producen anticuerpos en respuesta a la Tg. Estos anticuerpos anti-Tg en sangre pueden interferir con el nivel de Tg. Si el nivel de anticuerpos anti-Tg disminuye, puede ser un signo de que el tratamiento está funcionando. Si aumenta, deben realizarse más pruebas para comprobar si el cáncer ha regresado.

Ecografía del cuello

La ecografía del cuello se utiliza para controlar el regreso del cáncer de tiroides. Hable con su equipo de atención médica sobre la frecuencia con la que debe hacerse ecografías.

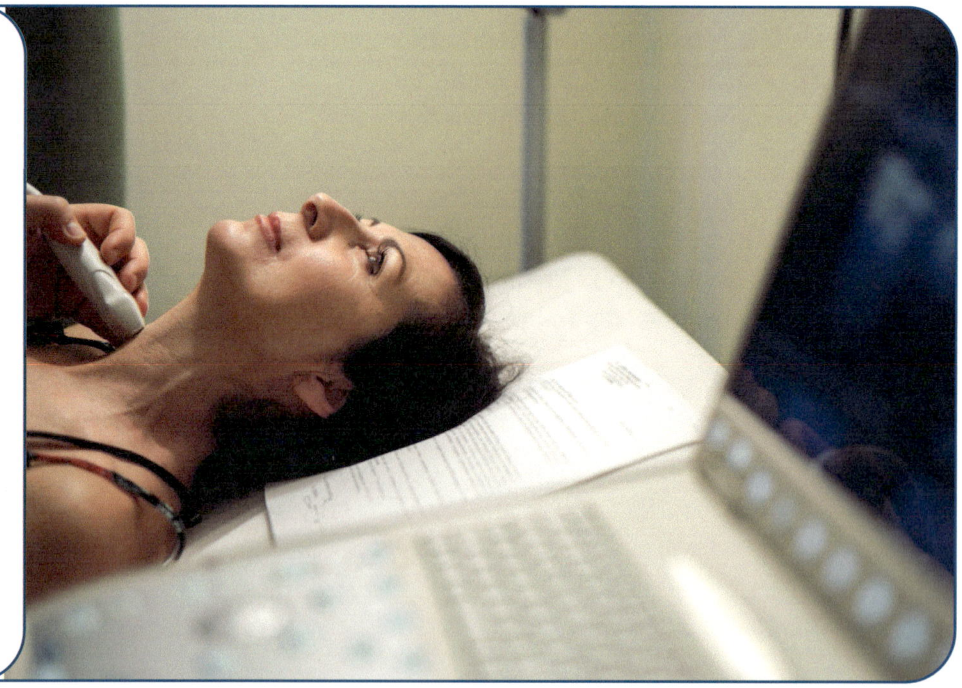

Control a largo plazo

Si los resultados de las pruebas de seguimiento son normales, se considera que no hay evidencia de enfermedad (NED). En las personas con NED, el seguimiento a más largo plazo incluye exámenes físicos, análisis de sangre (TSH, Tg y TgAb) y ecografías periódicas del cuello.

Si hay motivos para sospechar que el cáncer ha regresado, es posible que se realicen análisis de laboratorio y ecografías de cuello adicionales, pruebas estimuladas con TSH (pruebas mientras se suspende la hormona tiroidea) o procedimientos de diagnóstico por imagen como TC o RM.

Después de la lobectomía

El seguimiento a corto plazo después de una lobectomía incluye un examen físico y un análisis de sangre de TSH. También se recomienda realizar una ecografía del cuello entre 6 y 12 meses después de la cirugía. A diferencia de lo que ocurre después de una tiroidectomía total, las pruebas de Tg no son útiles después de una lobectomía.

Si no hay evidencia de enfermedad, el seguimiento a largo plazo incluye exámenes físicos, análisis de sangre de TSH y ecografía de cuello. Hable con su equipo de atención médica sobre la frecuencia con la que debe hacerse ecografías.

Supervivencia

Además de las pruebas de vigilancia, las personas que han padecido cáncer necesitan otros cuidados. Consulte el *capítulo 7: Supervivencia* para obtener más información.

Recurrencia

Aunque se haya extirpado la tiroides, el cáncer puede volver al cuello o a zonas distantes del cuello. La reaparición del cáncer después del tratamiento se llama recurrencia.

Pruebas de biomarcadores

Los biomarcadores son características de un cáncer que pueden abordarse. Muchos son mutaciones (cambios) en el ADN de las células cancerosas. Para los cánceres de tiroides con uno o más biomarcadores específicos, el tratamiento dirigido o la inmunoterapia pueden ser una opción de tratamiento en caso necesario.

La prueba de biomarcadores implica el análisis de un fragmento de tejido tumoral en un laboratorio o de una muestra de sangre. Se recomienda realizar pruebas para detectar los siguientes biomarcadores en cánceres recurrentes, avanzados o metastásicos que no pueden tratarse con terapia con RAI:

- Fusión del gen *ALK.*
- Fusión del gen *NTRK.*
- Mutaciones del gen *BRAF.*
- Fusión del gen *RET* (presente en algunos cánceres medulares de tiroides).
- Deficiencia de reparación de desajustes (dMMR).
- Inestabilidad microsatelital alta (MSI-H).
- Carga mutacional tumoral alta (TMB-H).

Su profesional de atención médica puede realizar estas pruebas de forma individual o como parte de un grupo de pruebas. El análisis de muchos biomarcadores a la vez se denomina secuenciación de nueva generación (NGS).

Cáncer que reaparece en el cuello

Si el cáncer puede extirparse en función de su tamaño y ubicación, el tratamiento preferido es la cirugía. Para los cánceres que captan yodo, también se considerará el tratamiento mediante terapia con RAI.

Pero el tratamiento no siempre es necesario. Si el cáncer no empeora y no está cerca de ninguna estructura crítica, el médico puede recomendar un seguimiento riguroso en lugar del tratamiento.

Si el cáncer no puede extirparse con cirugía, no capta el yodo y está empeorando (progresando), el tratamiento con radioterapia, tratamiento dirigido o ambos puede ser una opción.

El tratamiento dirigido preferido para el cáncer que no puede extirparse con cirugía y está progresando es el lenvatinib (Lenvima). Otra opción recomendada es el sorafenib (Nexavar). Si el cáncer empeora después del tratamiento con uno o ambos de estos fármacos, se recomienda cabozantinib (Cabometyx).

Para los cánceres con determinadas mutaciones genéticas u otras características, la terapia basada en biomarcadores también puede ser una opción para la recurrencia. Consulte la **Guía 1** en la página siguiente.

Si las terapias mencionadas no están disponibles o no son adecuadas, se recomienda especialmente participar en un ensayo clínico.

Cáncer metastásico

El cáncer de tiroides que se extiende a zonas alejadas del cuello se conoce como metastásico. Los tumores metastásicos pueden formarse en cualquier parte, pero son más frecuentes en los pulmones, el hígado, los músculos, los huesos, el cerebro y la médula espinal.

Si el cáncer capta el yodo, se recomienda la terapia con RAI para tratar los cánceres de tiroides papilares, foliculares u oncocíticos metastásicos. También pueden utilizarse terapias locales, como la radioterapia, para tratar directamente las zonas cancerosas.

Cuando la terapia con RAI no es una opción

Si el cáncer no capta el yodo, el tratamiento dirigido puede ser una opción. Pero, si los tumores metastásicos crecen lentamente (o no crecen en absoluto) y no causan síntomas, el seguimiento del cáncer puede ser una mejor opción. Algunas personas viven con cáncer de tiroides durante meses o años sin necesidad de tratamiento. Usted seguirá tomando levotiroxina para mantener bajo el nivel de TSH.

Para saber si es elegible para el tratamiento dirigido o la inmunoterapia, se recomienda realizar pruebas de biomarcadores. Estas pruebas se describen con más detalle en la página 30. Los tratamientos dirigidos recomendados para el cáncer metastásico que no puede tratarse con cirugía o RAI se enumeran en la **Guía 1**.

Existen otros tratamientos sistémicos y pueden recomendarse si los enumerados en la Guía 1 no están disponibles o no son adecuados. Se recomienda especialmente la participación en un ensayo clínico a todas las personas con cáncer metastásico de tiroides.

Guía 1
Tratamiento basado en biomarcadores

Biomarcador	Terapias disponibles
Mutación del gen *BRAF* V600E	Dabrafenib (Tafinlar) y trametinib (Mekinist)
Fusión del gen *NTRK*	• Larotrectinib (Vitrakvi) • Entrectinib (Rozlytrek)
Fusión del gen *RET*	• Selpercatinib (Retevmo) • Pralsetinib (Gavreto)
TMB-H	Pembrolizumab (Keytruda)
dMMR/MSI-H	Pembrolizumab (Keytruda)

Terapias locales

Los tumores de tamaño reducido pueden tratarse directamente con uno o varios tipos de terapia local. Si el cáncer solo se ha extendido a un número limitado de sitios, o se ha extendido al hueso o causa síntomas, puede ser viable extirpar o destruir las metástasis con cirugía o radioterapia.

La ablación es otro método utilizado para tratar tumores pequeños de hueso. En la ablación con etanol, se inyecta en el cuello una solución concentrada de alcohol para destruir las células cancerosas. La crioablación consiste en aplicar una varilla extremadamente fría directamente en el tumor.

La ablación por radiofrecuencia utiliza ondas de radiofrecuencia que generan calor para destruir las células cancerosas. La radioterapia estereotáctica corporal (SBRT) es una técnica especial de radiación ablativa mediante la que se administran altas dosis de radiación en zonas específicas para destruir las células cancerosas.

Si el cáncer se ha extendido a los huesos, su profesional de atención médica puede recomendarle bifosfonato intravenoso o denosumab. Se trata de medicamentos que fortalecen los huesos y pueden ralentizar el daño causado por los tumores óseos y ayudar a aliviar los síntomas.

Si el cáncer se ha extendido al cerebro o a la médula espinal, las opciones de tratamiento pueden incluir la cirugía para extirpar las metástasis. La radiocirugía estereotáctica (RCE) es un tipo de radioterapia no quirúrgica y de gran precisión que puede utilizarse para tratar pequeños tumores cerebrales o espinales. La radioterapia cerebral total (RTCT) es otro tipo de RTHE para tratar el cáncer cerebral en el que se administra radiación a todo el cerebro.

Tratamiento complementario
El tratamiento complementario es esencial para las personas con cáncer metastásico de tiroides. Además de aliviar los síntomas, este tipo de atención puede proporcionar apoyo emocional, espiritual y social.

Puntos clave

- Los carcinomas papilar, folicular y oncocítico son cánceres diferenciados de tiroides. Los cánceres diferenciados suelen crecer y extenderse lentamente. Por lo general, tienen buenos resultados con el tratamiento.
- La tiroidectomía total es una opción para todos los cánceres diferenciados. La lobectomía también puede ser una opción para los cánceres de tamaño pequeño y bajo riesgo.
- La tiroidectomía total se recomienda para cualquier cáncer que haya crecido o se haya extendido más allá de la tiroides. Posteriormente, puede administrarse un tratamiento con RAI.
- Después de una tiroidectomía total, es necesario un tratamiento de reemplazo de la hormona tiroidea de por vida. En la mayoría de los casos se utiliza levotiroxina.
- El tratamiento de reemplazo hormonal no siempre es necesario después de una lobectomía, ya que el lóbulo tiroideo que queda sigue produciendo hormonas.
- Las recurrencias suelen diagnosticarse mediante estudios de laboratorio o de imagen y se tratan con alguna combinación de cirugía, RAI, RTHT o tratamiento sistémico. El tratamiento es personalizado.

5

Cáncer medular de tiroides

Los tipos más frecuentes de cáncer de tiroides se originan en las células foliculares, donde se produce la hormona tiroidea. El carcinoma medular de tiroides (CMT) comienza en las células C. Las células C producen una hormona diferente llamada calcitonina. El CMT se comporta de forma ligeramente diferente a los cánceres de tiroides diferenciados.

Aproximadamente 1 de cada 4 cánceres medulares de tiroides está causado por una variante patogénica (un cambio) en el gen *RET*. Estos cambios también se denominan mutaciones.

Las mutaciones del gen *RET* pueden transmitirse de padres a hijos (hereditarias). La forma hereditaria del cáncer medular de tiroides se conoce como neoplasia endocrina múltiple de tipo 2 (MEN2).

En comparación con el cáncer medular de tiroides esporádico (no hereditario), la forma hereditaria tiende a comenzar a una edad mucho más temprana y a comportarse de forma más agresiva. Por este motivo, se puede extirpar la tiroides a una edad muy temprana en bebés y niños que se sabe que tienen una mutación del gen *RET*.

El cáncer medular de tiroides hereditario también tiende a extenderse a los ganglios linfáticos o a partes distantes del cuerpo más pronto y con más frecuencia que el cáncer medular de tiroides no hereditario. El cáncer puede extenderse a los pulmones, el hígado o los huesos.

Existen diferentes mutaciones del gen *RET*. Algunas personas tienen mayores probabilidades de padecer cáncer de tiroides que otras. Además, en algunos casos se asocia a un cáncer de tiroides más agresivo. La mutación del gen *RET* específica puede afectar:

- La probabilidad general de desarrollar cáncer de tiroides.
- El momento en que comienza el cáncer de tiroides.
- La agresividad/velocidad de crecimiento del cáncer de tiroides.

En general, MEN2A, que incluye el carcinoma medular de tiroides familiar (CMTF), se considera de riesgo moderado. En las personas con MEN2A las glándulas paratiroides pueden producir demasiadas hormonas y puede ser necesario extirparlas. La causa de MEN2B son mutaciones de alto riesgo del gen *RET*.

Las personas con cáncer medular de tiroides hereditario tienen riesgo de desarrollar un tipo de cáncer suprarrenal llamado feocromocitoma.

Pruebas

Si en una biopsia con aguja (aspiración con aguja fina o AAF), se diagnostica cáncer medular de tiroides, se solicitarán más pruebas. Los análisis genéticos y el asesoramiento, los análisis de sangre y de laboratorio y los procedimientos de diagnóstico por imagen se utilizan para ayudar a planificar el tratamiento.

Análisis genéticos y asesoramiento

Todas las personas con cáncer medular de tiroides detectado mediante AAF deben someterse a pruebas para detectar mutaciones hereditarias (denominadas de línea germinal) del gen *RET*. Las personas con una mutación del gen *RET* serán remitidas a un asesor genético.

Este profesional de atención médica especialmente capacitado puede explicar los resultados de la prueba y proporcionar información, asesoramiento y apoyo. El asesor puede explicarle lo que significan los resultados para los miembros de su familia, así como si deben someterse a pruebas para detectar la misma mutación.

También se recomienda consultar a un asesor genético antes de someterse a una prueba. Le puede ayudar a prepararse para los posibles resultados y lo que significan para usted y sus seres queridos.

Análisis de sangre

Antes del tratamiento, se solicitarán análisis de sangre para medir los niveles de calcitonina, calcio y antígeno carcinoembrionario (ACE). El ACE es una proteína que puede encontrarse en la sangre de las personas con cáncer medular de tiroides y algunos otros tipos de cáncer. También puede utilizarse para comprobar los resultados del tratamiento y detectar la reaparición cáncer.

Diagnóstico por imágenes

Si aún no se ha realizado una ecografía de la tiroides y el cuello, se recomienda hacerla antes de la cirugía. En algunos casos también se realiza un examen de la laringe y las cuerdas vocales. Esto se denomina laringoscopia. Un examen de las cuerdas vocales puede ser útil en pacientes con cambios en la voz, cáncer invasivo o cáncer voluminoso (grande) en el centro del cuello. También puede solicitarse en aquellos que se han sometido a una cirugía que afecta a los nervios cercanos a la laringe.

En caso de cáncer metastásico, es necesario realizar pruebas de imagen adicionales. Entre ellas se incluyen la tomografía computarizada (TC), la resonancia magnética (RM), la tomografía por emisión de positrones (PET), la gammagrafía ósea y la RM de todo el cuerpo.

Estadificación

Los resultados de las pruebas descritas anteriormente se utilizan para determinar la extensión del cáncer en el cuerpo, también conocido como estadio del cáncer. Aunque el estadio del cáncer medular de tiroides proporciona información útil sobre la extensión y el pronóstico del cáncer, no guía su tratamiento. Esto se debe a que se recomienda la cirugía para todos los CMT.

En los estadios iniciales del cáncer medular de tiroides, el tumor no se ha extendido más allá de la tiroides. Un tumor de 2 cm o menos (aproximadamente del tamaño de un maní) corresponde al estadio 1.

En el estadio 2, el tumor mide más de 2 cm. Puede haber crecido hacia los músculos próximos a la tiroides. En el estadio 3, el cáncer puede extenderse a los ganglios linfáticos cercanos. El tumor en sí puede ser pequeño o grande.

Existen 3 categorías de cáncer medular de tiroides en estadio 4. El estadio 4A es una enfermedad moderadamente avanzada. El tumor ha crecido ampliamente en el cuello, o se ha extendido a los ganglios linfáticos lejos de la tiroides.

El estadio 4B se considera una enfermedad muy avanzada. Aunque no hay cáncer en los ganglios linfáticos cercanos, el tumor ha invadido zonas o estructuras críticas como la columna vertebral, grandes vasos sanguíneos o la arteria carótida.

El estadio 4C es el más avanzado, el metastásico. El cáncer se ha extendido a zonas del cuerpo alejadas de la tiroides.

Tratamiento

CMT esporádico

El cáncer medular de tiroides esporádico (no hereditario) se trata con cirugía para extirpar toda la tiroides (tiroidectomía total). En función del tamaño y la ubicación del tumor, el cirujano también puede extirpar los ganglios linfáticos cercanos que se sabe o se sospecha que tienen cáncer. Esto se conoce como disección del cuello. La disección del cuello puede no ser necesaria para algunos tumores más pequeños de 1 cm (aproximadamente el tamaño de un guisante).

La levotiroxina se administra después de la cirugía para reemplazar las hormonas que ya no son suministradas por la tiroides. El tratamiento de reemplazo hormonal suele ser necesario de por vida después de una tiroidectomía. En la página siguiente encontrará información sobre el posoperatorio.

CMT hereditario

El tratamiento de ambas formas de cáncer medular de tiroides hereditario (MEN2A y MEN2B) es similar y se describe a continuación.

MEN2A

El MEN2A, que incluye el cáncer de tiroides familiar, se trata mediante tiroidectomía total. En bebés o niños pequeños con este tipo de cáncer medular de tiroides hereditario, se recomienda extirpar la tiroides a una edad temprana. El momento de la cirugía se basa en la agresividad de la mutación del gen *RET* hereditaria específica.

Los ganglios linfáticos cercanos a la tiroides también pueden extirparse durante la cirugía. Las razones para extirpar los ganglios linfáticos pueden incluir niveles elevados de calcitonina o ACE antes de la cirugía, o resultados anormales en la ecografía.

Si las glándulas paratiroides producen demasiada hormona paratiroidea, pueden extirparse una o más glándulas durante la cirugía. Puede extirparse parte o todo el tejido de las glándulas paratiroides individuales.

El tejido paratiroideo puede extraerse y trasplantarse a otra zona del cuerpo, como el antebrazo. Con el tiempo, el tejido empieza a producir hormonas otra vez. El tejido de la glándula paratiroides también puede congelarse y almacenarse fuera del cuerpo (criopreservación). De este modo, se conserva el tejido para poder volver a introducirlo en el organismo en el futuro.

La levotiroxina se administra después de la cirugía para reemplazar las hormonas que ya no son suministradas por la tiroides. El tratamiento de reemplazo hormonal suele ser necesario de por vida después de una tiroidectomía.

MEN2B

Al igual que el MEN2A, el MEN2B se trata mediante tiroidectomía total. En los bebés que se sabe que tienen este tipo de cáncer medular de tiroides hereditario, se recomienda extirpar la tiroides antes del año de edad.

Además de la glándula tiroides, se extirparán todos los ganglios linfáticos del cuello que se sepa o se sospeche que tienen cáncer. Los ganglios linfáticos sin cáncer también pueden extirparse para evitar que las células cancerosas se extiendan a ellos.

La levotiroxina se administra después de la cirugía para reemplazar las hormonas que ya no son suministradas por la tiroides. El tratamiento de reemplazo hormonal suele ser necesario de por vida después de una tiroidectomía.

Después de la cirugía

Después de una tiroidectomía, la mejor manera de detectar la reaparición del cáncer medular de tiroides es comprobar los niveles de calcitonina y ACE de forma regular. El nivel de calcitonina después de la cirugía es muy importante. Cuanto más bajo sea el nivel de calcitonina, mejor.

El primer análisis de sangre se realizará entre 2 y 3 meses después de la cirugía. Es importante esperar unos meses antes de realizar el análisis, ya que el nivel de calcitonina puede tardar en descender después de la extirpación del tiroides.

Resultados normales de los análisis de sangre

Si en el primer análisis de sangre después de la cirugía no se detecta calcitonina y el ACE está dentro de los valores normales, es probable que el cáncer esté curado. En lo sucesivo, los niveles de calcitonina y ACE deben medirse cada año. Si alguno de los niveles empieza a aumentar, es necesario realizar más pruebas y estudios.

Además de las pruebas anuales de calcitonina y ACE, se recomienda realizar pruebas anuales de feocromocitoma a las personas con cáncer medular de tiroides hereditario (MEN2A o MEN2B). En las personas con MEN2A, también se recomiendan realizar pruebas anuales de hiperparatiroidismo.

Resultados anormales de los análisis de sangre

Si en el primer análisis de sangre después de la cirugía se detecta calcitonina, o si el nivel de ACE es alto, es posible que el cáncer no se haya extirpado completamente durante la cirugía. O bien, puede haber regresado o haberse extendido.

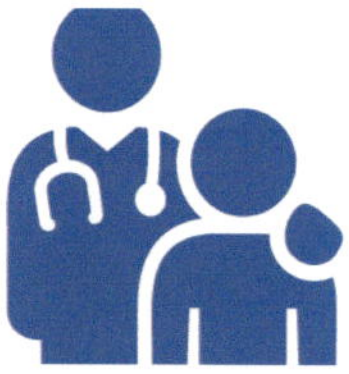

Cuando se planifica la cirugía en un niño, la tiroidectomía debe ser realizada por un cirujano y un equipo con experiencia en la realización de cirugía tiroidea pediátrica.

Es posible que el médico solicite exploraciones por imagen del cuello, el hígado, el tórax o los huesos. Si los resultados de las exploraciones por imagen muestran la presencia de cáncer, o si tiene síntomas, consulte la página siguiente.

Si las exploraciones por imagen no detectan nada preocupante y usted no tiene síntomas, se le controlará atentamente. Se recomienda realizar análisis de sangre para medir la calcitonina y el ACE cada 6 o 12 meses. En función de la rapidez con que aumenten los niveles, pueden ser necesarios procedimientos de diagnóstico por imagen o pruebas más frecuentes. En algunas ocasiones se considera la posibilidad de realizar otra cirugía para extirpar el cáncer remanente.

Cuando el cáncer reaparece en el cuello

Si el CMT regresa a la zona del cuello, se recomienda realizar pruebas de biomarcadores (también llamadas somáticas). Estas pruebas permiten detectar mutaciones genéticas no hereditarias y otras características del cáncer.

En las personas sin una mutación hereditaria del gen *RET* (o si esta se desconoce), se recomienda analizar el tumor en busca de mutaciones somáticas (adquiridas) del gen *RET*.

El tumor también debe someterse a pruebas de carga mutacional tumoral alta (TMB-H), deficiencia de reparación de desajustes (dMMR) e inestabilidad microsatelital alta (MSI-H).

Tratamiento

La cirugía es el tratamiento preferido para el cáncer medular de tiroides que reaparece a la zona del cuello.

Si el cáncer no puede extirparse mediante cirugía y causa síntomas o empeora, el tratamiento dirigido suele ser una opción terapéutica. En este momento, los tratamientos dirigidos preferidos incluyen:

- Vandetanib (Caprelsa).
- Cabozantinib (Cabometyx).
- Selpercatinib (Retevmo) (para cánceres con mutación positiva del gen *RET*).
- Pralsetinib (Gavreto) (para cánceres con mutación positiva del gen *RET*).

El fármaco de inmunoterapia pembrolizumab (Keytruda) puede ser una opción para los tumores TMB-H o dMMR/MSI-H.

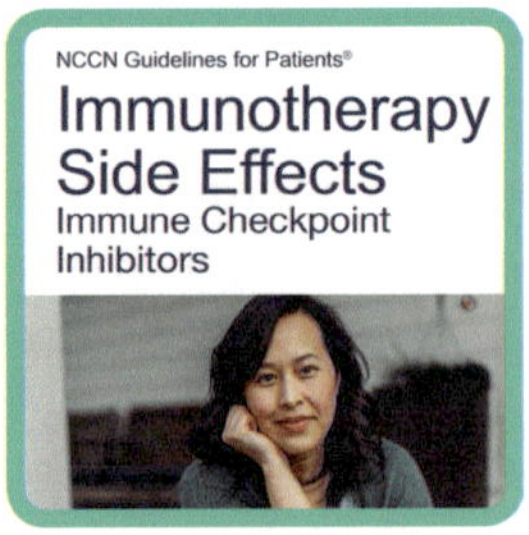

Efectos secundarios de la inmunoterapia

Los inhibidores del punto de control inmunitario tienen efectos secundarios específicos. A diferencia de otros tratamientos contra el cáncer, los efectos secundarios de la inmunoterapia se producen porque el sistema inmunitario ataca a las células sanas del organismo.

Aprender a reconocer los posibles efectos secundarios puede ayudarle a detectar las reacciones a tiempo e informar de ellas a su equipo de atención médica.

Puede encontrar más información sobre los efectos secundarios de los inhibidores del punto de control inmunitario en NCCN.org/patientguidelines y en la aplicación NCCN Patient Guides for Cancer.

Si no es posible el tratamiento con cirugía o el tratamiento sistémico, en su lugar puede utilizarse la radioterapia de haz externo (RTHE).

En algunos cánceres medulares de tiroides recurrentes también puede ser una opción adecuada adoptar un enfoque de observación y espera mediante el seguimiento del cáncer.

Cáncer metastásico

El tratamiento del cáncer medular de tiroides metastásico depende en parte de si el cáncer causa síntomas. Si el cáncer está estable y no causa síntomas, el tratamiento puede no ser necesario. Se considerará la cirugía, la ablación u otras técnicas para extirpar o destruir las metástasis.

Si el cáncer progresa (empeora) y empieza a causar síntomas, el tratamiento sistémico suele ser una opción terapéutica. Para la enfermedad metastásica también se prefieren los mismos tratamientos dirigidos enumerados anteriormente. Si las terapias preferidas no están disponibles o no son eficaces, pueden considerarse otros inhibidores de la cinasa de molécula pequeña. La quimioterapia que incluye el fármaco dacarbazina (DTIC) también puede ser una opción.

La radioterapia puede utilizarse para aliviar los síntomas o como tratamiento ablativo en algunos casos. La cirugía, la ablación u otras técnicas pueden utilizarse para tratar las metástasis con el fin de aliviar los síntomas.

Si el cáncer se ha extendido a los huesos, se recomiendan los bifosfonatos intravenosos o el denosumab. Se trata de medicamentos que fortalecen los huesos y pueden ayudar a aliviar los síntomas y ralentizar el daño causado por las metástasis óseas.

Se recomienda especialmente la participación en un ensayo clínico a todas las personas con cáncer metastásico de tiroides. Pregunte a su equipo de atención médica si hay algún ensayo clínico abierto para el que pueda ser elegible.

Tratamiento complementario

Los tratamientos complementarios desempeñan un papel esencial en el cuidado de las personas con cáncer metastásico de tiroides. Además de aliviar los síntomas causados por el cáncer y su tratamiento, este tipo de atención puede proporcionar apoyo emocional, espiritual y social.

Puntos clave

- El cáncer medular de tiroides se origina en las células C de la tiroides. Las células C producen una hormona llamada calcitonina.
- Aproximadamente 1 de cada 4 cánceres medulares de tiroides es hereditario. El cáncer medular de tiroides hereditario se conoce como neoplasia endocrina múltiple de tipo 2 (MEN2). Está causado por mutaciones en el gen *RET*.
- Todas las personas diagnosticadas con cáncer medular de tiroides mediante biopsia con aguja deben someterse a pruebas para detectar mutaciones del gen *RET* y recibir asesoramiento genético. Todos los cánceres medulares de tiroides se tratan con tiroidectomía total.
- Se recomiendan análisis de sangre para medir el antígeno carcinoembrionario (ACE) y la calcitonina para detectar la reaparición del cáncer medular de tiroides.
- La cirugía es el tratamiento preferido para el cáncer que reaparece en el cuello. Otras opciones pueden incluir radioterapia, control (ningún tratamiento) y tratamiento dirigido.
- Se puede utilizar cirugía, radioterapia u otras técnicas para extirpar o destruir las metástasis y aliviar los síntomas.
- El tratamiento complementario puede ayudar a aliviar los síntomas del cáncer medular de tiroides y su tratamiento.

¡Nos interesan sus comentarios!

Nuestro objetivo es brindar información útil y fácil de entender sobre el cáncer.

Realice nuestra encuesta para decirnos qué hicimos bien y qué podríamos mejorar.

NCCN.org/patients/feedback

6
Cáncer anaplásico de tiroides

El carcinoma anaplásico es el tipo menos frecuente y más agresivo de cáncer de tiroides. Aproximadamente la mitad de las personas con este tipo tienen (o han tenido) un tipo más común de cáncer de tiroides. Por lo general, el cáncer anaplásico de tiroides no tiene cura. El tratamiento complementario es esencial durante todo el proceso de la atención.

Estudios y estadificación

Si en una biopsia con aguja se diagnostica un carcinoma anaplásico de tiroides (CAT), se necesitarán más pruebas para confirmar el diagnóstico y conocer la extensión del cáncer. Las pruebas suelen incluir análisis de sangre y procedimientos de diagnóstico por imagen para ver el interior de la cabeza, el cuello, el tórax, el abdomen, la pelvis, la laringe y la tráquea.

Pruebas de biomarcadores

En todos los cánceres anaplásicos de tiroides se recomienda analizar el tumor en busca de características específicas, denominadas biomarcadores. Las pruebas ayudan a determinar si usted es elegible para el tratamiento dirigido o la inmunoterapia. Las pruebas deben incluir los biomarcadores que se indican a continuación.

- Mutaciones del gen *BRAF*.
- Fusiones del gen *NTRK*.
- Fusiones del gen *ALK*.
- Fusiones del gen *RET*.
- Deficiencia de reparación de desajustes de ADN (dMMR).
- Inestabilidad microsatelital (MSI).
- Carga mutacional tumoral (TMB).

Estadificación

Los resultados de las exploraciones por imagen se utilizan para determinar la extensión del cáncer en el cuerpo, también conocido como estadio del cáncer.

Todos los cánceres anaplásicos de tiroides están en estadio IV (4). Las letras A, B y C se utilizan para describir la extensión del cáncer en el momento en que se detecta.

Los estadios 4A y 4B no son metastásicos. Si el cáncer está solo en la tiroides, corresponde al estadio 4A. Si el cáncer ha crecido hacia el cuello o se ha extendido a los ganglios linfáticos cercanos, se trata del estadio 4B.

El estadio 4C es la enfermedad metastásica. El cáncer se ha extendido a zonas del cuerpo alejadas de la tiroides, como los pulmones o los huesos.

Estadio 4A

En el cáncer anaplásico de tiroides en estadio 4A, el cáncer no ha crecido ni se ha extendido más allá de la tiroides. El tumor puede ser pequeño o grande.

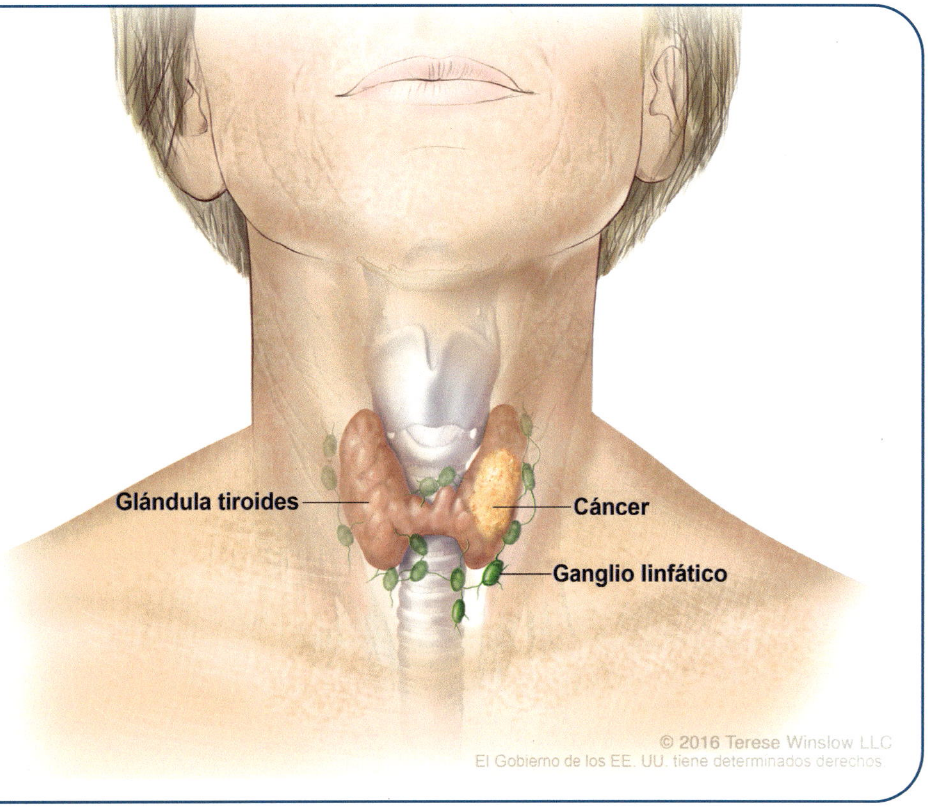

Estadio 4B

En el cáncer anaplásico de tiroides en estadio 4B, el cáncer puede haberse extendido solo a los ganglios linfáticos cercanos, como se muestra aquí.

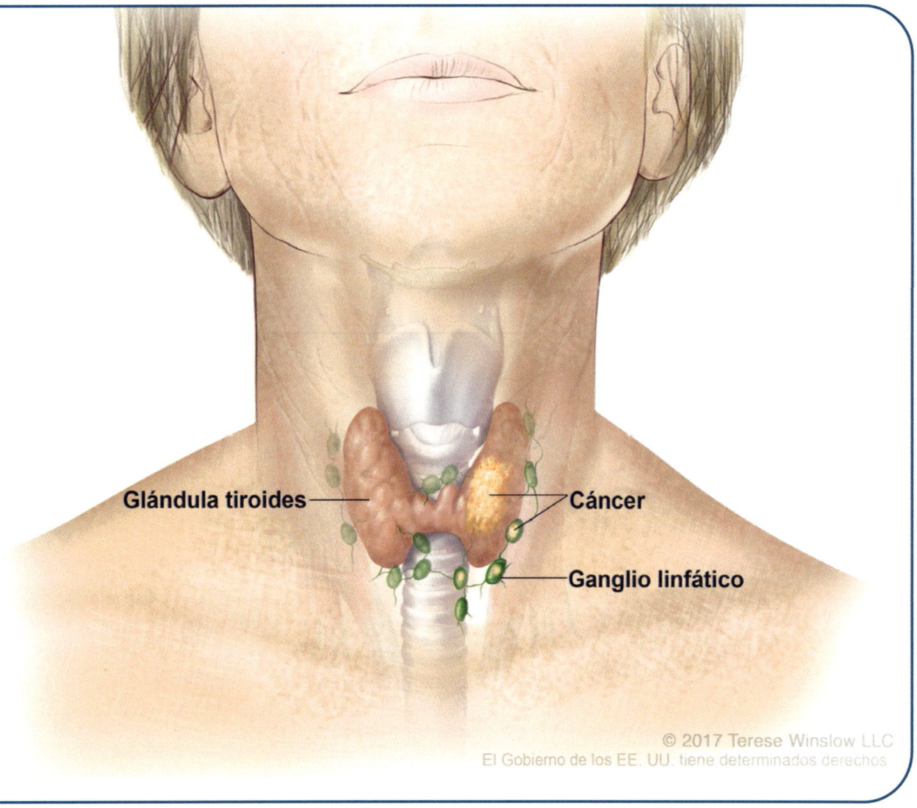

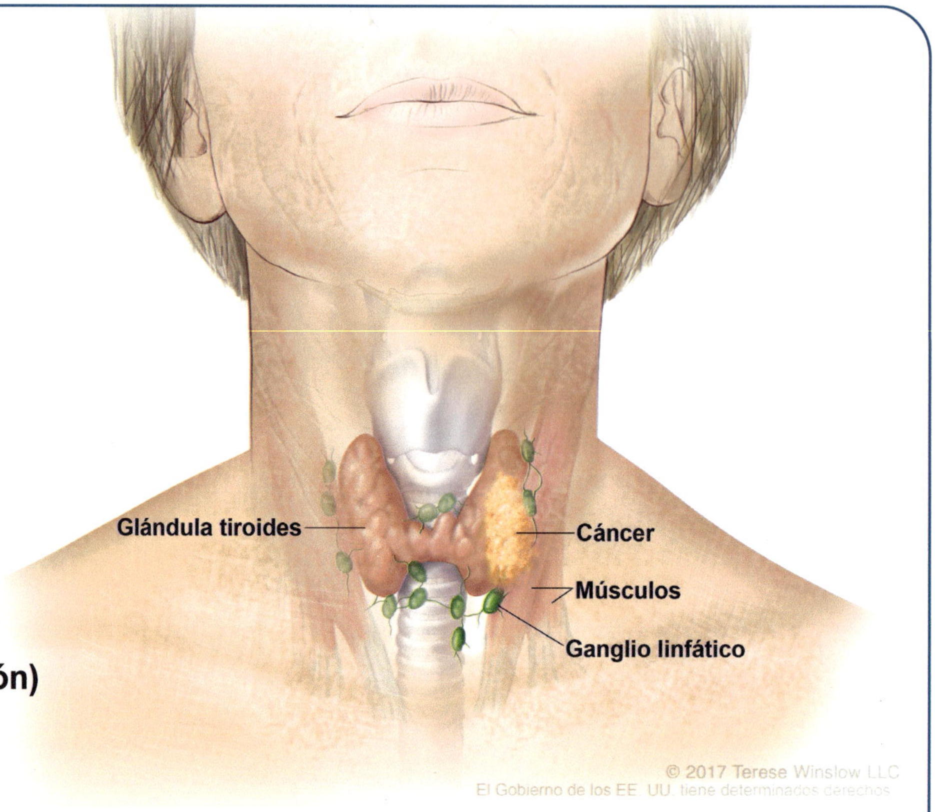

Estadio 4B (continuación)

En el estadio 4B también se describe el CAT que ha crecido en los músculos del cuello junto a la tiroides (arriba a la derecha) o que ha crecido ampliamente en el cuello (abajo a la derecha).

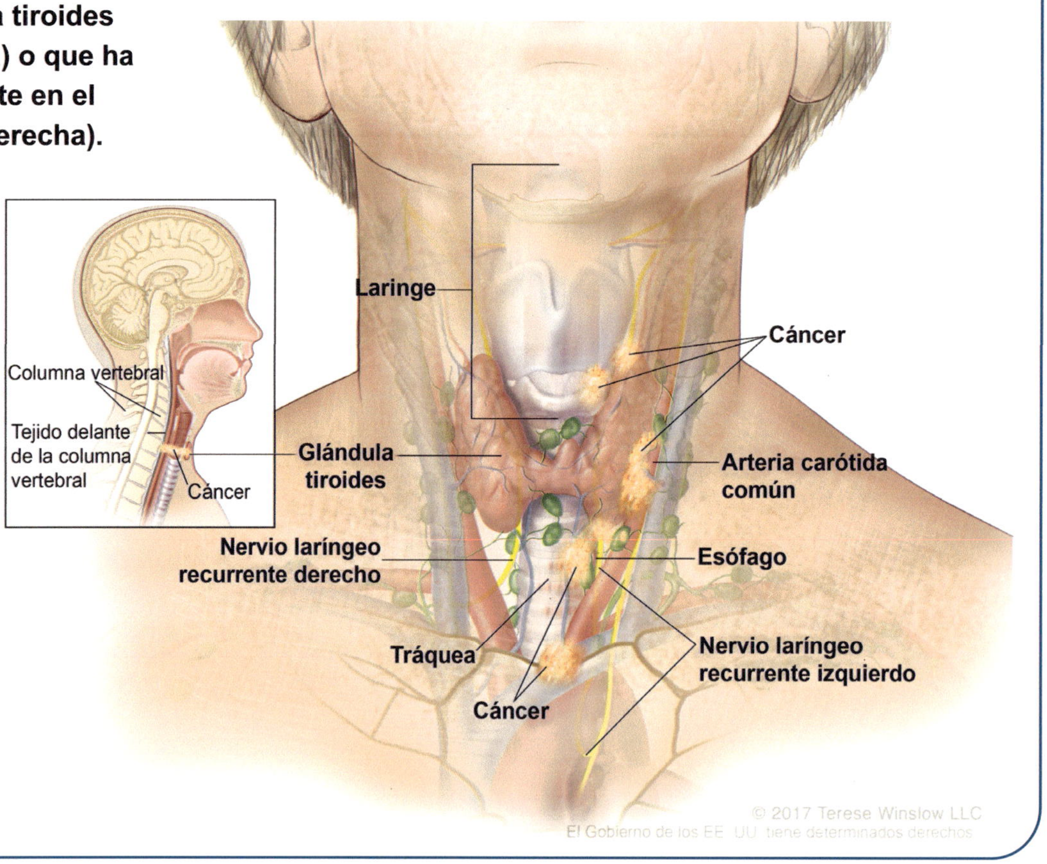

Estadio 4C

El estadio 4C es la enfermedad metastásica. El cáncer se ha extendido a zonas del cuerpo alejadas de la tiroides.

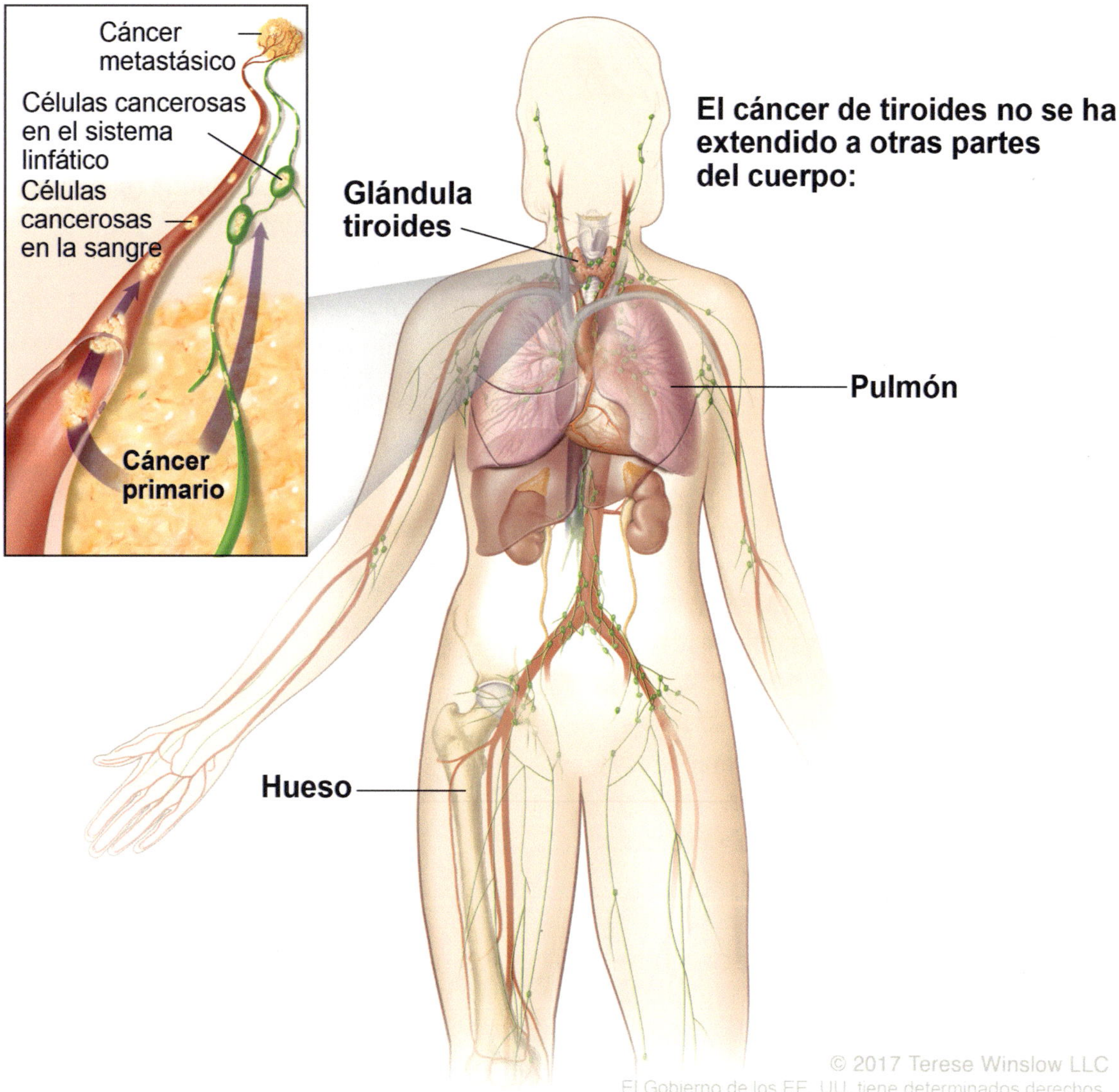

CAT no metastásico

El cáncer anaplásico de tiroides no metastásico incluye los estadios 4A y 4B. El tratamiento se determina en función de si el tumor puede extirparse de forma segura mediante cirugía. Si es posible, se extirpa toda la tiroides (tiroidectomía total). También se extirpan los ganglios linfáticos cercanos que se sabe o sospecha que tienen cáncer.

En los cánceres con una mutación del gen *BRAF* V600E, puede administrarse primero un tratamiento dirigido para reducir el tamaño del cáncer antes de la cirugía. El régimen recomendado es dabrafenib (Tafinlar) + trametinib (Mekinist).

Si se consigue extirpar todo el cáncer mediante cirugía, o si solo quedan pequeñas cantidades, se procede a la radioterapia de haz externo (RTHE). La RTHE destruye las células cancerosas microscópicas que quedan en la zona cancerosa y alrededor de ella.

Su médico puede recomendarle quimioterapia además de la RTHE. Cuando se administra con radioterapia, algunos fármacos de quimioterapia pueden facilitar que la radiación destruya las células cancerosas. Esto se llama quimioterapia radiosensibilizante. El tratamiento con RTHE y quimioterapia al mismo tiempo se conoce como quimiorradiación.

Se recomienda un período de recuperación de 2 a 3 semanas después de la cirugía, antes de iniciar la RTHE (y posiblemente también la quimioterapia).

Cuando la cirugía no es una opción

Si el cáncer no puede extirparse con seguridad mediante cirugía, se recomienda la RTHE. Además de la radioterapia, puede administrarse quimioterapia.

El cáncer puede ser resecable limítrofe. Esto significa que la cirugía no es una opción inmediata debido al tamaño o la ubicación del tumor, pero puede llegar a ser posible. En este caso, si el cáncer presenta alguno de los biomarcadores que se indican a continuación, su médico puede recomendarle un tratamiento dirigido.

Los tratamientos dirigidos recomendados se enumeran a continuación por biomarcador:

- Mutación del gen *BRAF* V600E: Dabrafenib (Tafinlar) + trametinib (Mekinist)
- Tumores con fusión del gen *RET*: Selpercatinib (Retevmo) o pralsetinib (Gavreto)
- Tumores con fusión del gen *NTRK*: Larotrectinib (Vitrakvi) o entrectinib (Rozlytrek)

Después del tratamiento con radioterapia o del tratamiento dirigido, la cirugía puede ser una opción. Esto dependerá del tamaño del tumor después del tratamiento y de otros factores.

CAT metastásico

Si el cáncer anaplásico de tiroides se extiende a zonas distantes del cuerpo, puede haber más de un enfoque para el tratamiento. Algunas personas optan por tratar el cáncer de forma agresiva. Otras optan por maximizar su calidad de vida. Hable con su equipo de atención médica sobre el enfoque que mejor se adapte a su salud y a sus preferencias personales.

El cáncer anaplásico de tiroides crece rápidamente y puede llegar a ser bastante grande. Con el tiempo, el tumor puede obstruir las vías respiratorias o causar otros problemas relacionados con ellas. La ronquera, la respiración ruidosa (estridor) y la dificultad para respirar son posibles signos de obstrucción de las vías respiratorias.

Ya sea para tratar el cáncer de forma agresiva o para maximizar la calidad de vida, su médico puede sugerirle una traqueostomía. La traqueostomía es una intervención quirúrgica para crear una abertura (denominada estoma) en la tráquea. Esta intervención suele realizarse en quirófano bajo anestesia general. Se realiza una incisión denominada traqueostomía en la tráquea (conducto respiratorio). Se coloca un tubo curvado en la abertura recién creada (la traqueostomía). El tubo de traqueostomía proporciona una vía aérea para respirar.

La decisión de someterse a una traqueostomía, y en qué momento, puede ser difícil para los pacientes con CAT y sus cuidadores. Su equipo de atención puede proporcionarle información sobre las ventajas y los riesgos de la traqueostomía en su caso, teniendo en cuenta su cáncer y sus objetivos.

Guía 2
Tratamiento sistémico del cáncer anaplásico de tiroides en estadio 4C (metastásico)

Opciones preferidas para cánceres con determinados biomarcadores	• **Cánceres con mutación *BRAF* V600E:** Dabrafenib (Tafinlar) + trametinib (Mekinist) • **Cánceres con fusión del gen *NTRK:*** Larotrectinib (Vitrakvi) o entrectinib (Rozlytrek) • **Cánceres con fusión del gen *RET:*** Selpercatinib (Retevmo) o pralsetinib (Gavreto)
Opciones recomendadas para cánceres sin los biomarcadores anteriores	• Quimioterapia con paclitaxel, solo o con carboplatino • Quimioterapia con doxorrubicina, sola o con docetaxel
Puede recomendarse en determinadas situaciones	• Quimioterapia con doxorrubicina y cisplatino • Cánceres con TMB-H: Pembrolizumab (Keytruda) • Pembrolizumab + lenvatinib • Nivolumab (Opdivo)

Opción: Tratamiento agresivo

Si usted y su equipo de atención médica se deciden por esta opción, pueden utilizarse conjuntamente todos los tratamientos siguientes para combatir el cáncer:

- Tiroidectomía total y disección de ganglios linfáticos
- Radioterapia
- Tratamiento sistémico con o sin radioterapia **(consulte la Guía 2)**

Inscribirse en un ensayo clínico puede ser una opción. Se recomienda especialmente la participación en un ensayo clínico a todas las personas con cáncer anaplásico de tiroides metastásico. Pregunte a su equipo de atención médica si hay algún ensayo clínico abierto para el que pueda ser elegible.

Opción: Maximizar la calidad de vida

El tratamiento agresivo no es una opción para todas las personas con cáncer anaplásico de tiroides metastásico. Puede que no sea recomendable por motivos de salud o que no se ajuste a sus preferencias. El cáncer y las prioridades de cada persona son diferentes. Para algunas personas, vivir lo más cómodamente posible durante el mayor tiempo posible es preferible a someterse a tratamientos que pueden cambiar su calidad de vida.

En este enfoque, no se extirpa el tiroides. La cirugía, la radioterapia o ambas se utilizan para controlar el crecimiento del cáncer en todo el cuerpo. La extirpación o destrucción directa de zonas cancerosas puede ayudar a aliviar los síntomas causados por el cáncer en el cuello o en zonas distantes.

Si el cáncer anaplásico de tiroides se ha extendido a los huesos, se puede administrar denosumab (Prolia) o fármacos llamados bifosfonatos para ayudar a fortalecer los huesos, ralentizar el daño óseo y aliviar los síntomas causados por los tumores.

El tratamiento complementario desempeña un papel esencial en la atención de los pacientes con cáncer anaplásico de tiroides. Consulte el *capítulo 7: Supervivencia* para obtener más información sobre la gama de cuidados disponibles e importantes para los sobrevivientes de cáncer.

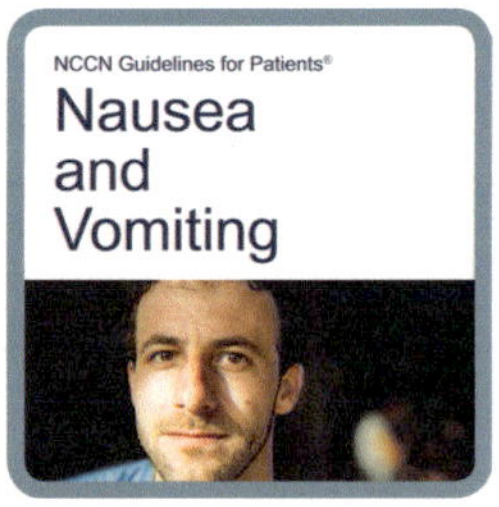

Efectos secundarios de la quimioterapia

El tratamiento sistémico mata tanto las células cancerosas como las sanas. El daño a las células sanas puede causar caída del cabello, piel agrietada, llagas en la boca y otros efectos secundarios.

El control de los efectos secundarios es un esfuerzo compartido entre usted y su equipo de atención. Es importante que hable de los efectos secundarios molestos, como las náuseas y los vómitos. Pregunte qué opciones tiene para controlar o aliviar los efectos del tratamiento.

Puede encontrar más información sobre el tratamiento complementario en NCCN.org/patientguidelines y en la aplicación NCCN Patient Guides for Cancer.

Conversaciones importantes

Después del diagnóstico de cáncer anaplásico de tiroides es necesario entablar conversaciones importantes, a menudo difíciles. Estas conversaciones pueden ayudar a tomar decisiones sobre el tratamiento y otros cuidados.

Pronóstico

El pronóstico se refiere al resultado o evolución previstos de un cáncer en particular. El pronóstico para la mayoría de los cánceres anaplásicos de tiroides es desfavorable, lo que significa que los buenos resultados son poco probables.

Hablar sobre el pronóstico es una parte importante de la planificación de los cuidados para el cáncer anaplásico de tiroides. Su pronóstico puede afectar al tipo y la cantidad de tratamientos que quiera o pueda recibir.

Considerar las opciones de tratamiento

Analice y comente los objetivos del tratamiento con su equipo de atención médica. Los cuidados para mejorar la calidad de vida pueden ser más útiles que el tratamiento del cáncer. Hable con el médico sobre sus opciones de tratamiento. Por ejemplo, controlar el crecimiento del tumor puede ser preferible a un tratamiento agresivo. Se recomienda especialmente la participación en un ensayo clínico a todas las personas con cáncer anaplásico de tiroides. Consulte con su equipo de atención médica acerca de los ensayos clínicos para los que puede ser elegible.

Cuidados paliativos

Los tratamientos complementarios están disponibles para las personas con cáncer anaplásico de tiroides. Los tratamientos complementarios pueden proporcionar alivio de los síntomas, así como apoyo emocional, social y espiritual. Su médico puede sugerirle cuidados de hospicio durante este período.

Los cuidados de hospicio pueden ayudarle con las necesidades físicas y emocionales derivadas del cáncer anaplásico de tiroides. Consulte *NCCN Guidelines for Patients: Malestar emocional durante el tratamiento del cáncer* en NCCN.org/patientguidelines y en la aplicación NCCN Patient Guides for Cancer.

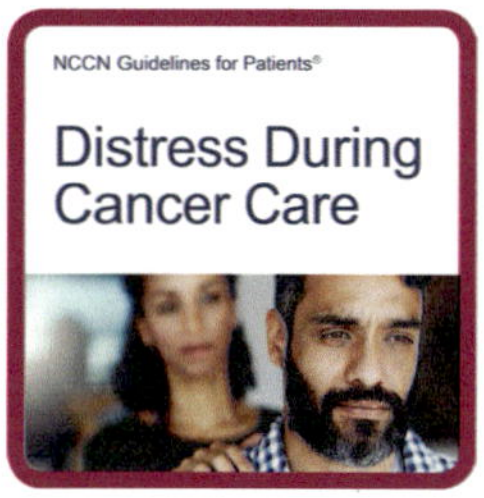

Monitoreo y tratamiento

Los procedimientos de diagnóstico por imagen (TC o RM) de cerebro, cuello, tórax, abdomen y pelvis son necesarios de forma regular en caso de cáncer anaplásico de tiroides metastásico. No existe un cronograma universal para estas exploraciones. Hable con su equipo de atención médica sobre la frecuencia con la que debe hacerse exploraciones por imagen. Es posible que se indique una PET/TC combinada entre 3 y 6 meses después del tratamiento de la enfermedad metastásica para determinar la extensión del cáncer.

Si las pruebas de seguimiento indican que no hay evidencia de enfermedad (NED), se continuará con el seguimiento. La cirugía, la radioterapia o ambas se utilizan para controlar el crecimiento del cáncer en todo el cuerpo. Si el cáncer regresa o empeora (progresa), puede ser una opción probar un tratamiento sistémico diferente. Se recomienda especialmente participar en un ensayo clínico, si está disponible.

Supervivencia

Además de las pruebas de vigilancia, las personas que han padecido cáncer necesitan otros cuidados. Consulte el *capítulo 7: Supervivencia* para obtener más información.

Puntos clave

- El carcinoma anaplásico de tiroides (CAT) es el tipo menos frecuente y más agresivo de cáncer de tiroides.
- Todos los cánceres anaplásicos de tiroides están en estadio 4. Las letras A, B y C se utilizan para describir la extensión del cáncer en el momento en que se detecta. Los estadios 4A y 4B no son metastásicos. El estadio 4C es metastásico.
- Si la cirugía es viable, el CAT no metastásico se trata con tiroidectomía total y disección de los ganglios linfáticos. La radioterapia, y a veces también la quimioterapia, se utilizan para destruir las células cancerosas que quedan después de la cirugía.
- Si la cirugía no es una opción, se recomienda el tratamiento con radioterapia (y posiblemente quimioterapia). Si el cáncer presenta biomarcadores, el tratamiento dirigido puede ser una opción en lugar de la radioterapia.
- En el caso de cánceres resecables limítrofes, puede ser una opción reducir el tamaño del tumor con un tratamiento dirigido o, posiblemente, con inmunoterapia. Si el tratamiento con radioterapia o el tratamiento dirigido funciona bien, la cirugía puede ser una opción.

Los tratamientos complementarios están disponibles para las personas con cáncer. No tiene por objeto tratar el cáncer, sino aliviar los síntomas y hacer que el paciente se sienta más cómodo.

- El tratamiento del cáncer anaplásico de tiroides metastásico puede enfocarse en maximizar la calidad de vida en lugar de tratar el cáncer. El tratamiento agresivo incluye tiroidectomía total, radioterapia y tratamiento sistémico.
- Los tratamientos complementarios son esenciales para las personas con cáncer anaplásico de tiroides. Los cuidados pueden ayudar a aliviar los efectos secundarios del cáncer y su tratamiento. También pueden proporcionar atención y apoyo mental, social y espiritual.

7
Supervivencia

La supervivencia se enfoca en las cuestiones físicas, emocionales y financieras de las personas que han padecido cáncer. Controlar los efectos secundarios del cáncer y de su tratamiento a largo plazo, mantenerse en contacto con su profesional de atención primaria y llevar un estilo de vida saludable son aspectos importantes de la supervivencia.

Los sobrevivientes de cáncer de tiroides pueden experimentar efectos a largo plazo sobre la salud a causa del cáncer y su tratamiento. Dichos efectos secundarios pueden incluir:

- Osteoporosis
- Presión arterial alta
- Trastornos del ritmo cardíaco
- Valvulopatía cardíaca

Estos efectos son diferentes para cada persona y dependen en parte de los tratamientos recibidos. La cirugía, la radioterapia, la terapia con yodo radiactivo (RAI) y el tratamiento de reemplazo hormonal tienen posibles efectos secundarios específicos.

Pago de la atención médica

Los sobrevivientes de cáncer se enfrentan a una carga financiera extraordinaria. Pagar las consultas médicas, las pruebas y los tratamientos puede llegar a ser excesivamente oneroso, sobre todo para quienes tienen un seguro médico limitado o carecen de él. También puede tener otros gastos no relacionados directamente con el tratamiento, como los gastos de viaje y el costo del cuidado de los niños o las ausencias del trabajo.

El término toxicidad financiera se utiliza para describir los problemas a los que se enfrentan los pacientes en relación con el costo de la atención médica. La toxicidad financiera puede afectar a su calidad de vida y al acceso a la atención médica necesaria. Si necesita ayuda para pagar sus cuidados oncológicos, es posible que disponga de asistencia financiera. Hable con un orientador de pacientes, con el trabajador social de su equipo de atención médica y con el departamento de servicios financieros de su hospital.

Su profesional de atención primaria

Una vez finalizado el tratamiento contra el cáncer, el oncólogo y el médico de atención primaria deben trabajar juntos para asegurarse de que usted reciba la atención de seguimiento necesaria. Pida a su oncólogo un plan por escrito de cuidados de supervivencia. Lo ideal es que el plan incluya lo siguiente:

- Un resumen de su historial de tratamiento del cáncer.
- Una descripción de los posibles efectos secundarios tardíos y a largo plazo.
- Recomendaciones para los controles a fin de detectar la reaparición del cáncer.

- Funciones y responsabilidades claras para sus profesionales de atención médica.
- Recomendaciones para su salud y bienestar generales.

Hábitos saludables

Es importante no descuidar otros aspectos de su salud después del tratamiento del cáncer. A continuación, se describen las medidas que puede tomar para prevenir otros problemas de salud y para mejorar su calidad de vida.

Detección del cáncer

Hágase pruebas de detección para otros tipos de cáncer, como de mama, colorrectal y de piel. Su profesional de atención primaria le indicará qué otras pruebas de detección del cáncer debe hacerse de acuerdo con su edad y su nivel de riesgo.

Otros cuidados médicos

Obtenga la atención médica recomendada para su edad, como el control de la presión sanguínea, pruebas de detección de la hepatitis C y vacunas (como la de la gripe).

Alimentación y ejercicio

Trate de hacer ejercicio durante al menos 150 minutos por semana. Esto le ayudará a mantener un peso corporal saludable.

El alcohol puede aumentar el riesgo de padecer ciertos tipos de cáncer. Beba poco o nada de alcohol. Siga una dieta rica en alimentos de origen vegetal.

Dejar de fumar

Si fuma o vapea, infórmeselo a su equipo de atención médica. Ellos pueden ayudarle a encontrar maneras de dejar de fumar que funcionen para usted.

Tratamientos complementarios y alternativos

Los tratamientos complementarios y alternativos pueden ayudar a paliar los efectos secundarios y mejorar la comodidad y el bienestar durante y después del tratamiento del cáncer. Algunas de estas prácticas y productos incluyen:

Acupuntura

Suplementos dietéticos

Medicina oriental

Marihuana medicinal

Infusiones y preparados a base de hierbas

Homeopatía

Hipnosis

Meditación

Reiki

Yoga

Terapia de masajes

Si tiene preguntas o siente curiosidad por los tratamientos complementarios, hable con su equipo de atención oncológica. Muchos centros oncológicos cuentan con programas de oncología integrativa. La oncología integrativa es un enfoque de la atención oncológica que combina el tratamiento convencional (estándar) del cáncer con tratamientos complementarios y alternativos.

Más información

Para obtener más información sobre la supervivencia al cáncer, consulte en NCCN.org/patientguidelines y en la aplicación NCCN Patient Guides for Cancer:

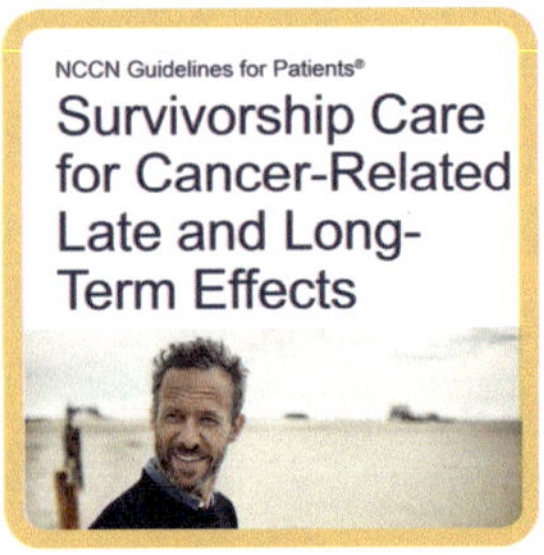

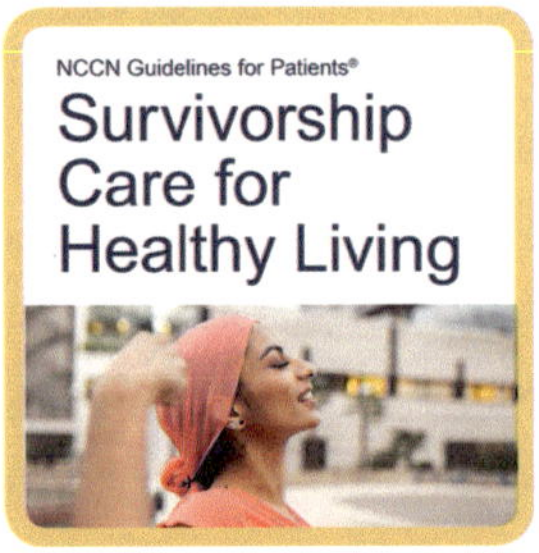

- *Atención a los sobrevivientes para los efectos tardíos y a largo plazo relacionados con el cáncer*
- *Atención a los sobrevivientes para una vida saludable*

Estos recursos abordan muchos temas relevantes para los sobrevivientes de cáncer, por ejemplo:

- Ansiedad, depresión y angustia
- Fatiga
- Dolor
- Salud sexual
- Problemas de sueño
- Estilos de vida saludables
- Vacunas
- Preocupaciones sobre el empleo, el seguro y la discapacidad

Puntos clave

- La supervivencia se enfoca en las cuestiones físicas, emocionales y financieras particulares de las personas que han padecido cáncer.
- Su oncólogo y su médico de atención primaria deben trabajar juntos para garantizar que usted reciba el tratamiento de seguimiento que necesita.
- El plan de atención de supervivencia es útil al traspasar su cuidado al médico de cabecera.
- Los hábitos saludables, entre otros, hacer ejercicio y comer alimentos nutritivos, son importantes para ayudarlo a prevenir otras enfermedades y cánceres secundarios.

8

Toma de decisiones sobre el tratamiento

Es importante que se sienta cómodo con el tratamiento del cáncer que elija. Esta elección comienza cuando tiene una conversación franca y honesta con su médico.

Es su decisión

En el caso de compartir la toma de decisiones, sus médicos y usted comparten información, conversan sobre las opciones y se ponen de acuerdo sobre un plan de tratamiento. Esto comienza con una conversación franca y honesta entre usted y su médico.

Las decisiones acerca del tratamiento son muy personales. Lo que es importante para usted puede no serlo para otra persona. Algunas cosas que pueden afectar su toma de decisiones:

- Lo que usted desea y en qué difiere de lo que desean los demás.
- Sus creencias religiosas y espirituales.
- Lo que piensa acerca de determinados tratamientos, como la cirugía o la quimioterapia.
- Sus sentimientos sobre el dolor o los efectos secundarios como las náuseas y los vómitos.
- El costo del tratamiento, el viaje hasta los centros de tratamiento y el tiempo alejado de trabajo.
- La calidad de vida y la longevidad.
- Lo activo que es usted y las actividades que le resultan importantes.

Piense en lo que desea obtener del tratamiento. Hable francamente de los riesgos y los beneficios que conllevan los tratamientos y procedimientos específicos. Pondere las opciones y hable de sus inquietudes con su médico.

Si se toma el tiempo de entablar una relación con su médico, lo ayudará a sentirse apoyado cuando considere las alternativas y tome decisiones sobre el tratamiento.

Segunda opinión

Es normal querer comenzar el tratamiento lo antes posible. Si bien el cáncer no puede pasarse por alto, hay tiempo para que otro médico analice los resultados de sus pruebas y sugiera un plan de tratamiento. Esto se llama buscar una segunda opinión y es una parte habitual del tratamiento del cáncer. ¡Los médicos también buscan segundas opiniones!

Puede prepararse de la siguiente manera:

- Verifique las normas sobre segundas opiniones de su compañía de seguro. Puede haber gastos adicionales por consultar médicos que no estén cubiertos por su plan de seguro.
- Planifique que le envíen copias de todos sus registros al médico que le dará una segunda opinión.

Grupos de apoyo

Muchas personas con diagnóstico de cáncer consideran útiles los grupos de apoyo. Los grupos de apoyo suelen incluir a personas en diferentes etapas del tratamiento. Si no hay grupos de apoyo para personas con cáncer en su hospital o en su comunidad, revise los sitios web que aparecen en este libro.

Preguntas para hacer

En las siguientes páginas hay preguntas que puede hacer a los médicos. No dude en usarlas o pensar sus propias preguntas.

Preguntas sobre los estudios

1. ¿Qué pruebas me harán para el cáncer de tiroides?
2. ¿Dónde y cuándo me harán las pruebas?
3. ¿Cuánto tiempo tardarán?
4. ¿Cuáles son los riesgos?
5. ¿Cómo me preparo para las pruebas?
6. ¿Cuándo sabré los resultados y quién me los explicará?
7. ¿Se ha extendido alguna célula cancerosa a otras partes de mi cuerpo?
8. ¿Puede hablarme de los síntomas del cáncer de tiroides?
9. ¿Qué pasará si el nódulo tiroideo no es cáncer?

Preguntas sobre los tratamientos

1. ¿Cuáles son mis opciones de tratamiento? ¿Cuál me recomienda?
2. ¿Ofrece este hospital o centro el mejor tratamiento para mí?
3. Mi edad, mi estado de salud general y otros factores, ¿afectarán mis alternativas?
4. ¿Cuánto tiempo tengo para pensar en mis opciones? ¿Hay tiempo de buscar una segunda opinión?
5. ¿Qué puedo hacer para prepararme para el tratamiento?
6. ¿Por cuánto tiempo estaré en el hospital después de la cirugía? ¿En cuánto tiempo puedo retomar mis actividades habituales?
7. ¿Cuáles podrían ser los síntomas durante el tratamiento?
8. ¿Cuánto cuesta el tratamiento? ¿Cómo puedo averiguar cuánto cubrirá mi compañía de seguro médico?
9. ¿Cuál es la probabilidad de que no tenga cáncer después del tratamiento?
10. ¿Cuál es la probabilidad de que vuelva el cáncer?

Preguntas sobre los efectos secundarios

1. ¿Cuáles son los efectos secundarios de la cirugía?
2. ¿Cuáles son los efectos secundarios de la radioterapia con yodo radiactivo (RAI)?
3. ¿Cuáles son los efectos secundarios de la radioterapia de haz externo (RTHE)?
4. ¿Cuáles son los efectos secundarios del tratamiento sistémico?
5. ¿Cuándo pueden aparecer efectos secundarios? ¿Cuánto tiempo durarán?
6. ¿Cuándo debo llamar a mi equipo de atención por mis efectos secundarios?
7. ¿Existe algún medicamento que pueda prevenir o aliviar estos efectos secundarios?
8. ¿Este tratamiento tiene efectos secundarios a largo plazo?

Preguntas sobre los ensayos clínicos

1. ¿Puedo participar en algún ensayo clínico?
2. ¿Cuál es el objetivo del ensayo?
3. ¿Cuántas personas participarán en el ensayo clínico?
4. ¿Cuáles son las pruebas y tratamientos de este ensayo (incluidos los placebos)? ¿Con qué frecuencia se realizan?
5. ¿Se usó antes el tratamiento? ¿Se ha usado para otros tipos de cáncer?
6. ¿Qué efectos secundarios podría sufrir con este tratamiento? ¿Pueden controlarse los efectos secundarios?
7. ¿Cuánto tiempo participaré en el ensayo clínico?
8. ¿Cómo sabrá que el tratamiento está funcionando?
9. ¿Podré recibir otro tratamiento si este no funciona?
10. ¿Quién me ayudará a entender los costos del ensayo clínico?

Preguntas sobre los recursos y apoyos

1. ¿Con quién debo hablar sobre vivienda, preparación de comidas y otras necesidades básicas?
2. ¿Qué ayudas existen para el transporte, el cuidado de los niños y la atención domiciliaria?
3. ¿Cuánto debo pagar por este tratamiento?
4. ¿Qué ayuda existe para pagar los medicamentos y tratamientos?
5. ¿Qué otros servicios están a mi disposición y a la de mis cuidadores?
6. ¿Cómo me conecto con los demás para crear un sistema de apoyo?
7. ¿Cómo puedo buscar apoyo en persona o en internet?
8. ¿Quién puede ayudarme con mis preocupaciones por faltar al trabajo o a clase?
9. ¿Con quién puedo hablar si no me siento seguro en mi casa, el trabajo o mi barrio?
10. ¿Cómo puedo conseguir ayudar para dejar de fumar o vapear?

Recursos

AnCan
Ancan.org

Bone Marrow y Cancer Foundation
Bonemarrow.org

CancerCare
Cancercare.org

Cancer Hope Network
Cancerhopenetwork.org

Imerman Angels
Imermanangels.org

National Coalition for Cancer Survivorship
canceradvocacy.org

THANC Foundation
Thancfoundation.org

ThyCa: Thyroid Cancer Survivors' Association, Inc.
thyca.org

Triage Cancer
Triagecancer.org

Base de datos de ensayos clínicos de U.S. National Library of Medicine
clinicaltrials.gov

Comparta su opinión con nosotros.

Complete nuestra encuesta y contribuya para que NCCN Guidelines for Patients sea mejor para todos.

NCCN.org/patients/comments

Palabras que debe conocer

anatomopatólogo
Experto en el análisis de células y tejido para detectar enfermedades.

biomarcadores
Característica de un cáncer que puede ser tratable de manera dirigida. Muchos son mutaciones (cambios) en el ADN de las células cancerosas.

biopsia
Extirpación de pequeñas cantidades de tejido o líquido que se estudian para comprobar si hay enfermedad.

calcitonina
Hormona producida por las células C de la glándula tiroides. Ayuda a controlar el nivel de calcio en la sangre.

cáncer anaplásico de tiroides
Un tipo raro y agresivo de cáncer de tiroides. Las células anaplásicas tienen un aspecto muy diferente al de las células tiroideas normales. También se denomina carcinoma anaplásico de tiroides (CAT).

cáncer folicular de tiroides
Este es el segundo tipo más frecuente de cáncer de tiroides. Se origina en las células foliculares e invade los vasos sanguíneos de la tiroides y sus alrededores. También llamado carcinoma folicular de tiroides (CFT).

cáncer medular de tiroides
Tipo de cáncer de tiroides que se origina en las células C que producen calcitonina. Aproximadamente 1 de cada 4 cánceres medulares de tiroides está causado por mutaciones hereditarias del gen *RET*. También se denomina carcinoma medular de tiroides (CMT).

cáncer oncocítico de tiroides
Tipo poco frecuente y a menudo más agresivo de cáncer diferenciado de tiroides. Antes se denominaba carcinoma de células de Hürthle (CCH).

cáncer papilar de tiroides
Es el tipo más frecuente de cáncer de tiroides. Se origina en las células foliculares. También se denomina carcinoma papilar de tiroides (CPT).

células C
Células de la tiroides que producen calcitonina. Estas células también se denominan células parafoliculares.

disección del cuello
Extirpación de los ganglios linfáticos y otros tejidos de la zona del cuello.

ensayo clínico
Investigación sobre un estudio o tratamiento para evaluar su seguridad y eficacia.

glándula paratiroides
Una de las 4 pequeñas glándulas cercanas a la tiroides que producen la hormona paratiroidea.

glándula pituitaria
Glándula situada cerca de la base del cerebro. Produce hormonas que controlan el funcionamiento de otras glándulas del cuerpo o la producción de hormonas.

hormona tiroidea
Se refiere a las 2 hormonas principales producidas por la tiroides: tiroxina (T4) y triyodotironina (T3). La tiroides utiliza un mineral de la dieta llamado yodo para producir estas hormonas.

informe anatomopatológico
Documento con información sobre células y tejidos extraídos del cuerpo y examinados con un microscopio para detectar enfermedades.

medio de contraste
Sustancia que se coloca en el cuerpo para que las imágenes que se toman en los estudios de diagnóstico sean más claras.

metástasis
Diseminación de las células cancerosas del primer tumor a otra parte del cuerpo.

neoplasia folicular tiroidea no invasiva con características nucleares similares al carcinoma papilar (NIFTP)
Tumor tiroideo no invasivo de bajo riesgo. Anteriormente se conocía como variante folicular encapsulada del cáncer papilar de tiroides.

nódulo
Masa pequeña de tejido anormal.

observación
Período de pruebas de seguimiento programadas para detectar signos de extensión (metástasis) o reaparición (recurrencia) del cáncer.

quimioterapia
Fármacos que actúan en todo el organismo para destruir las células cancerosas.

radiocirugía estereotáctica (RCE)
Un tipo de radioterapia no quirúrgica y de gran precisión que puede utilizarse para tratar pequeños tumores cerebrales o espinales.

radioterapia cerebral total (RTCT)
Tipo de radioterapia externa utilizada para tratar el cáncer cerebral.

radioterapia estereotáctica corporal (SBRT)
Una técnica especial de radiación ablativa mediante la que se administran altas dosis de radiación en zonas específicas para destruir las células cancerosas.

resonancia magnética (RM)
Estudio que usa ondas sonoras e imanes potentes para tomar fotografías del interior del cuerpo.

síndrome de hamartoma tumoral *PTEN* (PHTS)
Síndrome hereditario que puede causar cáncer folicular de tiroides y otros cánceres y problemas de salud. También llamado síndrome de Cowden.

Thyrogen
Forma de la hormona estimulante de la tiroides (TSH) fabricada en laboratorio. Se utiliza para detectar células cancerosas remanentes o recurrentes en pacientes que han recibido tratamiento para el cáncer de tiroides. También se denomina tirotropina alfa.

tiroides
Glándula situada bajo la laringe que produce la hormona tiroidea y la calcitonina. La glándula tiroides contribuye a regular el crecimiento y el metabolismo.

tomografía computarizada (TC)
Estudio que utiliza rayos X para ver partes del cuerpo.

tomografía por emisión de positrones (TEP)
Estudio que utiliza material radioactivo para ver la forma y la función de partes del cuerpo.

tratamiento complementario
Atención médica que se brinda para mejorar la calidad de vida de los pacientes que padecen una enfermedad grave o potencialmente mortal. También se le llama “cuidados paliativos”.

tumor
Masa anormal de células.

Colaboradores de NCCN

Esta guía para pacientes se basa en NCCN Clinical Practice Guidelines in Oncology (NCCN Guidelines®) para el carcinoma de tiroides, versión 3.2024. Fue adaptada, revisada y publicada con la colaboración de las siguientes personas:

Dorothy A. Shead, máster en Ciencias
Directora ejecutiva de Operaciones de Información para Pacientes

Erin Vidic, MA
Redactora médica sénior, Información para pacientes

Susan Kidney
Especialista ejecutiva en Diseño Gráfico

La elaboración de NCCN Guidelines® para el carcinoma de tiroides, versión 3.2024, estuvo a cargo de los siguientes miembros del panel de NCCN:

Dr. Robert I. Haddad, presidente
Dana-Farber/Brigham and Women's Cancer Center | Mass General Cancer Center

Dra. Lindsay Bischoff, vicepresidente
Vanderbilt-Ingram Cancer Center

Dra. Sarimar Agosto Salgado
Moffitt Cancer Center

Dra. Megan Applewhite
The UChicago Medicine Comprehensive Cancer Center

Dr. Victor Bernet
Mayo Clinic Comprehensive Cancer Center

Dr. Erik Blomain, doctor en Medicina
Stanford Cancer Institute

Dra. Naifa Lamki Busaidy
The University of Texas MD Anderson Cancer Center

Dr. Michael Campbell
UC Davis Comprehensive Cancer Center

Dr. Paxton Dickson
The University of Tennessee Health Science Center

Dr. Quan-Yang Duh
UCSF Helen Diller Family Comprehensive Cancer Center

Dr. Hormoz Ehya
Fox Chase Cancer Center

Dra. Whitney S. Goldner
Fred & Pamela Buffett Cancer Center

Dra. Erin Grady
Stanford Cancer Institute

Dra. Theresa Guo
UC San Diego Moores Cancer Center

Dra. Megan Haymart
University of Michigan Rogel Cancer Center

Dra. Shelby Holt
UT Southwestern Simmons Comprehensive Cancer Center

Dr. Jason P. Hunt
Huntsman Cancer Institute, University of Utah

Dr. Fouad Kandeel, doctor en Medicina
City of Hope National Medical Center

Dr. Dominick M. Lamonica
Roswell Park Comprehensive Cancer Center

Dr. Jochen Lorch
Robert H. Lurie Comprehensive Cancer Center of Northwestern University

Dra. Susan J. Mandel, magíster en Salud Pública
Abramson Cancer Center, University of Pennsylvania

Dra. Stephanie Markovina, doctora en Medicina
Siteman Cancer Center at Barnes-Jewish Hospital and Washington University School of Medicine

*Dra. Lisle Nabell, doctora en Medicina
O'Neal Comprehensive Cancer Center at UAB

Dr. Christopher D. Raeburn
University of Colorado Cancer Center

Dr. Rod Rezaee
Case Comprehensive Cancer Center/ University Hospitals Seidman Cancer Center y Cleveland Clinic Taussig Cancer Institute

Dr. John A. Ridge, doctor en Medicina
Fox Chase Cancer Center

Dra. Hadley Ritter
Indiana University Melvin and Bren Simon Comprehensive Cancer Center

*Dra. Mara Y. Roth
Fred Hutchinson Cancer Center

Dr. Randall P. Scheri
Duke Cancer Institute

Dr. Jatin P. Shah, doctor en Medicina
Memorial Sloan Kettering Cancer Center

*Dra. Jennifer A. Sipos
The Ohio State University Comprehensive Cancer Center - James Cancer Hospital and Solove Research Institute

Dra. Rebecca Sippel
University of Wisconsin Carbone Cancer Center

Dr. Cord Sturgeon
Robert H. Lurie Comprehensive Cancer Center of Northwestern University

Dra. Lori J. Wirth
Mass General Cancer Center

Dr. Richard J. Wong
Memorial Sloan Kettering Cancer Center

*Dr. Francis Worden
University of Michigan Rogel Cancer Center

Dr. Michael W. Yeh
UCLA Jonsson Comprehensive Cancer Center

Personal de NCCN

Susan Darlow, doctora en Medicina
Directora de Normalización de la Información sobre Directrices

Carly J. Cassara, magíster en Ciencias
Especialista en Diseño de Guías

* Revisaron esta guía para pacientes. Para divulgaciones, visite NCCN.org/disclosures.

Centros oncológicos de NCCN

Abramson Cancer Center,
University of Pennsylvania
Filadelfia, Pensilvania
+1 800.789.7366 • pennmedicine.org/cancer

Case Comprehensive Cancer Center/
University Hospitals Seidman Cancer Center and
Cleveland Clinic Taussig Cancer Institute
Cleveland, Ohio
UH Seidman Cancer Center
+1 800.641.2422 • uhhospitals.org/services/cancer-services
CC Taussig Cancer Institute
+1 866.223.8100 • my.clevelandclinic.org/departments/cancer
Case CCC
+1 216.844.8797 • case.edu/cancer

City of Hope National Medical Center
Duarte, California
+1 800.826.4673 • cityofhope.org

Dana-Farber/Brigham and Women's Cancer Center |
Mass General Cancer Center
Boston, Massachusetts
+1 877.442.3324 • youhaveus.org
+1 617.726.5130 • massgeneral.org/cancer-center

Duke Cancer Institute
Durham, Carolina del Norte
+1 888.275.3853 • dukecancerinstitute.org

Fox Chase Cancer Center
Filadelfia, Pensilvania
+1 888.369.2427 • foxchase.org

Fred & Pamela Buffett Cancer Center
Omaha, Nebraska
+1 402.559.5600 • unmc.edu/cancercenter

Fred Hutchinson Cancer Center
Seattle, Washington
+1 206.667.5000 • fredhutch.org

Huntsman Cancer Institute, University of Utah
Salt Lake City, Utah
+1 800.824.2073 • healthcare.utah.edu/huntsmancancerinstitute

Indiana University Melvin and Bren Simon
Comprehensive Cancer Center
Indianápolis, Indiana
+1 888.600.4822 • www.cancer.iu.edu

Mayo Clinic Comprehensive Cancer Center
Phoenix/Scottsdale, Arizona
Jacksonville, Florida
Rochester, Minnesota
+1 480.301.8000 • Arizona
+1 904.953.0853 • Florida
+1 507.538.3270 • Minnesota
mayoclinic.org/cancercenter

Memorial Sloan Kettering Cancer Center
Nueva York, Nueva York
+1 800.525.2225 • mskcc.org

Moffitt Cancer Center
Tampa, Florida
+1 888.663.3488 • moffitt.org

O'Neal Comprehensive Cancer Center, UAB
Birmingham, Alabama
+1 800.822.0933 • uab.edu/onealcancercenter

Robert H. Lurie Comprehensive Cancer Center
of Northwestern University
Chicago, Illinois
+1 866.587.4322 • cancer.northwestern.edu

Roswell Park Comprehensive Cancer Center
Búfalo, Nueva York
+1 877.275.7724 • roswellpark.org

Siteman Cancer Center, Barnes-Jewish Hospital
and Washington University School of Medicine
San Luis, Misuri
+1 800.600.3606 • siteman.wustl.edu

St. Jude Children's Research Hospital/
The University of Tennessee Health Science Center
Memphis, Tennessee
+1 866.278.5833 • stjude.org
+1 901.448.5500 • uthsc.edu

Stanford Cancer Institute
Stanford, California
+1 877.668.7535 • cancer.stanford.edu

The Ohio State University Comprehensive Cancer Center
- James Cancer Hospital and Solove Research Institute
Columbus, Ohio
+1 800.293.5066 • cancer.osu.edu

The Sidney Kimmel Comprehensive
Cancer Center, Johns Hopkins
Baltimore, Maryland
+1 410.955.8964
www.hopkinskimmelcancercenter.org

The UChicago Medicine Comprehensive Cancer Center
Chicago, Illinois
+1 773.702.1000 • uchicagomedicine.org/cancer

The University of Texas MD Anderson Cancer Center
Houston, Texas
+1 844.269.5922 • mdanderson.org

UC Davis Comprehensive Cancer Center
Sacramento, California
+1 916.734.5959 • +1 800.770.9261
health.ucdavis.edu/cancer

UC San Diego Moores Cancer Center
La Jolla, California
+1 858.822.6100 • cancer.ucsd.edu

UCLA Jonsson Comprehensive Cancer Center
Los Ángeles, California
+1 310.825.5268 • uclahealth.org/cancer

UCSF Helen Diller Family
Comprehensive Cancer Center
San Francisco, California
+1 800.689.8273 • cancer.ucsf.edu

University of Colorado Cancer Center
Aurora, Colorado
+1 720.848.0300 • coloradocancercenter.org

University of Michigan Rogel Cancer Center
Ann Arbor, Míchigan
+1 800.865.1125 • rogelcancercenter.org

University of Wisconsin Carbone Cancer Center
Madison, Wisconsin
+1 608.265.1700 • uwhealth.org/cancer

UT Southwestern Simmons
Comprehensive Cancer Center
Dallas, Texas
+1 214.648.3111 • utsouthwestern.edu/simmons

Vanderbilt-Ingram Cancer Center
Nashville, Tennessee
+1 877.936.8422 • vicc.org

Yale Cancer Center/Smilow Cancer Hospital
New Haven, Connecticut
+1 855.4.SMILOW • yalecancercenter.org

Notas

Índice

Made in the USA
Monee, IL
05 November 2026

67385765R00043